死に至る病

あなたを蝕む愛着障害の脅威

岡田尊司

光文社新書

はじめに——死に至る病とは、愛着障害のことである

「死に至る病とは、絶望のことである」と、かつて哲学者キルケゴールは書いた。
キルケゴールにとって、絶望とは、神を信じられないことを意味した。
だが、今日、「死に至る病」とは愛着障害にほかならない。
愛着障害とは、神どころか、親の愛さえも信じられないことである。
そして、キルケゴール自身も、愛着障害を抱えていた——。

合理的な考えによれば、親の愛などなくても、適度な栄養と世話さえあれば、人は元気に生きていけるはずだった。
だが、そこに致命的な誤算があった。
特別な存在との絆である「愛着という仕組み」がうまく働かないと、生存にも、種の保存にも、重大な支障が生じるのである。
全身傷だらけになりながら、自傷や自殺企図を繰り返すのも、
稼いだ金の大半を、吐くための食品を買うためや、飲み代やホスト通いに費やすのも、
物や金の管理ができず、捜し物と借金に追われ、混乱した人生に沈むのも、
原因のよくわからない慢性の痛みや体の不調に苦しむのも……、

そこには共通する原因があった。

その原因とは、愛着障害であり、愛着障害とは、生存と種の維持に困難を生じ、生きづらさと絶望をもたらし、慢性的に死の危険を増やすという意味で、「死に至る病」なのである。

いま、この国に、いや世界のいたるところで、経済的豊かさを追求する合理主義や、個人の利益を優先する功利的個人主義の代償として、「死に至る病」が広がっている。「死に至る病」は、キルケゴールが述べたような単なる絶望ではない。精神的な救いが得られない精神的な死を意味することにはとどまらない。

「死に至る病」は、生きる希望や意味を失わせ、精神的な空虚と自己否定の奈落に人を突き落とし、心を病ませるだけでなく、不安やストレスに対する抵抗力や、トラウマに対する心の免疫を弱らせることで、身体をも病魔に冒されやすくする。現代社会に蔓延する、医学にも手に負えない奇病の数々は、その結果にほかならない。

かろうじて病気になることを免れたとしても、傷つきやすさや苦痛から、すっかり免れることは難しい。せっかくの人生は、喜びよりも、不快さばかりが多いものになってしまう。その不快さを和らげるために、生きる苦痛を忘れるために、人々は、神経や心を麻痺させるものを日常的に必要とする。それに依存することで、かろうじて生き延びようとするのだ。だが、それは、ときには慢性的な自殺につながってしまう。

愛着障害という「死に至る病」がもたらす悲劇の恐ろしさを知ってほしい。そして、それを防ぎ止める手立てを、躊躇《ちゅうちょ》なく講じてほしい。

それは、その気になれば、きっとできることなのだから。

なお、本書には多くの具体的事例が登場するが、一般人の事例は、実際のケースをヒントに再構成したものであり、特定のケースとは無関係であることをお断りしておく。

死に至る病　あなたを蝕む愛着障害の脅威

目次

第3章　生命をつなぐ仕組み、愛着

第4章　オキシトシン系の異常と、愛着関連障害――79

第5章　愛着障害の深刻化と、その背景

第6章　「大人の発達障害」にひそむ愛着障害――157

第1章　現代人は、なぜ幸福になれないのか

生きづらさを抱えた人があふれる

いま、「生きるのがつらい」「毎日が苦痛なだけ」「生きることに意味が感じられない」という言葉が、この国のいたるところから聞こえてくる。

生活に疲れ、過労気味の中高年から聞かれるのならまだしも、もっとも幸福な年代といわれる三十代からも、元気盛りの二十代からも、そして、十代の中高生や、ときには小学生の口からさえ聞かれるのである。

彼らはたいてい暗い顔をして、うつむき加減になり、無理に笑おうとした笑顔さえ、ひきつってしまう。彼らは、医学的にみて明らかにうつ状態という場合もあるが、必ずしも、そうした診断が当てはまらないときもある。とても冷静に、落ち着いた口調で、「私なんか、いてもいなくても同じなんです」「まだ生きないといけませんか」と、自分が抱えている空虚感や生きることの虚しさを語ることもある。「死にたい」「全部消し去りたい」と、その優しい表情からは想像もできないような激しい言葉がほとばしり出ることもある。

人間性や能力の点でも、愛される資質や魅力の点でも、積み重ねてきた努力の点でも、彼らは決してひけを取ることはない。むしろ優れている点もたくさん持っている。なのに彼らは、自分には愛される資格も生きる資格もないように思ってしまう。こんな自分なんか、いらないと思ってしまう。

自分のことをとても愛しているように見えるときでさえも、実は本当には愛せていない。本当には愛せない自分だから、理想の自分でないとダメだと思い、自分に完璧を求める。自信に満ちて見えても、それは、ありのままの自分を隠すための虚勢に過ぎない。

だが、完璧な自分しか愛せないとしたら、完璧でなくなったとき、その人はどうなるのか。どんなに努力しても、どんなに頑張っても、いつも完璧でいられる人などいない。どんなに成功と幸福の絶頂にいようと、次の瞬間には、愛するに値しない、生きるのに値しない不完全でダメな人間に堕《だ》してしまう危険をはらんでいる。

愛するに値しない自分、大切にしてもらえなかった自分

彼らが自分のことを、愛される資格がない、生きる値打ちがないと思っているのには、その確信の根拠となる原体験がある。

彼らにとってもっとも大切な存在が、彼らをあからさまに見捨てたか、可愛がっているふりをしていたとしても、本気では愛してくれなかったのだ。

「本気で」とは、口先ではなく行動で、ということであり、彼らがそれを一番必要とした幼

いときに、彼らのことを何よりも優先し、気持ちだけでなく時間と手間をかけてくれたということだ。大切な人が、彼らのことより他のことに気を奪われることがあったとか、自分自身のことや生活のことに追われて、どこか上の空であったというとき、幼い子は「自分は一番大切な存在だ」ということを味わい損ねてしまう。

自己肯定感を持ちなさい、などと、いい年になった人たちに臆面もなく言う専門家がいる。が、それは、育ち盛りのときに栄養が足りずに大きくなれなかった人に、背を伸ばしなさいと言っているようなものだ。自己肯定感は、これまでの人生の結果であり、原因ではない。それを高めなさいなどと簡単に言うのは、本当に苦しんだことなどない人が、口先の理屈で言う言葉に思える。

一番大切な人にさえ、自分を大切にしてもらえなかった人が、どうやって自分を大切に思えるのか。

むしろ、そんな彼らに言うべきことがあるとしたら、「あなたが自己肯定感を持てないのも、無理はない。それは当然なことで、あなたが悪いのではない。そんな中で、あなたはよく生きてきた。自分を肯定できている方だ」と、その人のことをありのままに肯定することではないのか。

自己肯定感という言葉自体が、その人を否定するために使われているとしたら、そんな言葉はいらない。

自分のことを何よりも大切にしてくれる存在を持てないことほど、悲しいことはない。大人であっても、それは悲しいことだ。だが、幼いときに、子どものときに、そんな思いを味わったら、その思いをぬぐい去ることは容易ではない。

だが、それは、単に気持ちの問題にとどまらない。

心身の症状のオンパレード

三十を少し過ぎた、清楚な雰囲気の女性Mさんが、一通の紹介状を携えて、しずしずと診察室に入ってきた。Mさんは、原因不明の疼痛《とうつう》に苦しんでいた。リューマチや膠原病《こうげんびょう》だと診断されたこともあるが、その後、大学病院や有名な大病院を受診するたびに、異なる診断名がついた。線維筋痛症、慢性疲労症候群、慢性疼痛症候群などなど。副腎皮質ホルモンを大量に投与されたこともある。だが、痛みが寛解することはなく、ほとんど寝たきりの生活になったこともあった。

Mさんの長い病歴は、小学生のときの抜毛癖《ばつもうへき》から始まっていた。髪の毛を抜いてしまう癖だ。その次は、不登校になった。自分が自分であることに違和感を抱き、生きていたくないと初めて思ったのは、まだ小学五年か六年のときだった。中学生で自傷するようになり、過呼吸発作もみられた。高校生の頃から過食嘔吐が始まり、その頃から、年上の男性との関係に依存するようになった。

十代で妊娠し、中絶。家から出たくて、早く結婚したが、すぐに離婚。二十代前半でシングルマザーとなった。子どもを養うために働いていたが、その頃から、体調不良が次第に強まり、原因不明の疼痛や全身の疲れ、微熱などが続くようになった。頭痛にも苦しめられた。普通の頭痛と、激しい片頭痛の二種類の頭痛があり、片頭痛の発作がくると、嘔吐を繰り返し、眠りに陥るまで収まらなかった。

下痢と便秘を繰り返し、過敏性腸症候群とも診断されている。めまいもあり、メニエール症候群だと言われたこともある。痛み止めの使いすぎか、胃痛もしばしばだ。吐き気や息の詰まる感じがして、気分が良いときが少ない。一カ月のうちの二十日間ぐらい寝込んでしまうことも珍しくない。生理痛や生理前の不調もひどく、低用量ピルを飲んでいたこともある。

病歴と生活歴を重ねてみると

こうして病歴だけみても、おびただしい数の病名が並ぶだけで、何が起きているのか、いまひとつ掴《つか》みづらい。だが、長い病歴を、Ｍさんの生活歴と重ねてみると、別のことが見えてくる。

Ｍさんの母親は育児が嫌いで、Ｍさんが小さい頃から、何かと理由をつけては遊び歩いていた。留守がちな母親に代わって、Ｍさんの面倒をみてくれたのは、主に祖母であった。だが、母親には誰も逆らえなかった。育児や家事をもっとするように言ったりすれば、不安定になって手がつけられなくなり、自らを傷つけて手首を血まみれにしたり、ベランダから飛び降りて自殺しようとしたこともあったからだ。幼いＭさんも、母親の機嫌を損ないはしないかと、いつも顔色をうかがうようになっていた。

ところが、そこまで気を遣って大切にしていたのにもかかわらず、Ｍさんがまだ小学二年のとき、突然、母親は家からいなくなってしまう。「好きな人ができて」と母親は言った。家を出て、その男と暮らすようになったのだ。

父親は怒り心頭で、まもなく両親は離婚、Ｍさんは父親のもとに残った。

Ｍさんが髪の毛を抜く行為にふけるようになったのは、その頃からだった。学校も休みがちになった。

その後、Mさんが中学生のとき、父親は再婚。再婚相手の女性とは、最初から反《そ》りが合わなかった。それでも、再婚相手に気に入られようと、Mさんは感じのいい娘を演じようとした。自傷が始まったのは、父親の再婚の直後からだった。

次第に家に居場所を失ったMさんは、押し出されるように、生みの母親のところで暮らすことになる。ずっと夢に見た、母親との暮らしのはずだった。

だが、それは、無残な幻滅に終わる。実際のところ、Mさんのことなど母親の眼中にはなかった。いまだに男性関係に依存していて、OD（オーバードース：薬物の過剰摂取）や自殺未遂をすることもあったが、その理由は、すべて男性との些細《ささい》な行き違いだった。

それでも、Mさんは、勉強で認めてもらおうと、一念発起して受験勉強に励み、進学校に合格する。しかし、付け焼き刃の学力では、入ってから通用しなかった。周りは恵まれた家庭の子どもばかりで、場違いなところに来た気がした。

成績は低迷、過食嘔吐が始まった。その地獄から救ってくれたのは、高校を中退して始めたアルバイト先の店長だった。歳《とし》は倍ほども違ったが、優しい人だった。妊娠したとき、「結婚しよう」と言ってくれたが、まだ母親になる心の準備などなく、黙って中絶した。が、結局、その男性と一年後に結婚。子どももできた。

その頃から母親との交流が再開した。自分も家庭を持ち、一人前になったような思いもあり、今の自分なら、母親と良い関係が築けるような期待もあった。

だが、母親は相変わらずだった。年下の男に捨てられてリストカットしたり、Mさんに金を無心してきたり。時間に関係なく電話してくるので、最初は大目に見ていた夫も、嫌な顔をするようになった。夫への気遣いから、母親に返す言葉が冷たくなった。すると、自分の方がないがしろにされたと感じた母親は、何かにつけて夫の悪口を言い、夫の耳には、Mさんの悪口や、あることないことを注ぎ込むようになった。母親から電話があるたびに、夫と口論になることが増えた。

夫からは、「おれとあの人とどちらを取る?」と、言われたこともあった。その言葉で、夫に対して抱いていた信頼が崩れ去ったように感じた。Mさんにとって、そのときも母親は一番大事な存在だったのだ。

一度ぎくしゃくし始めた夫との関係は、すっかり元に戻ることはなかった。母親を捨てろと言われたことが、どうしても許せなかったのだ。結局、二年後に離婚。後から考えたら、Mさんは夫よりも母親を取ったことになる。

それから十年以上が経ち、Mさんは、いまも母親の相談相手になり、面倒を見続けている。Mさん自身、どんなに体調が悪くても、母親から呼びつけられたり、買い物を頼まれたりしたときは、這《は》うようにしてでも出かけていく。母親がなぜそれほど大事なのか、Mさんにも不可解だ。母親が何かをしてくれたからというよりも、してくれなかったから、いまも母親を求め続けてしまうのだろう。

医学的診断では捉えきれていなかった本当の原因

Mさんのケースは決して例外ではない。たいして大切にしてくれたわけでもない母親に尽くそうとするという点も、心身の症状のオンパレードも。不安定な愛情しか与えられなかった人には、しばしばみられることだ。

そうしたケースの特徴の一つは、症状が多様で、年齢とともに移り変わっていくことだ。病歴や診断名に、病名の長いリストができることも珍しくない。

幼い頃から子どもの頃にかけて、症状は大きく分けて二つの現れ方をすることが多い。

一つは、行動の問題となって現れるタイプ。ブレーキの利かない行動が特徴で、落ち着きがなく、好奇心のままに行動したり、人見知りがなく、誰にでも寄っていくという傾向を示す。必然的にトラブルにも巻き込まれやすくなる。

もう一つは、緊張や人見知りが強く、ブレーキが利きすぎるタイプ。自分からは甘えることができず、困っていても上手にアピールできない。そのため、ストレスが心身の不調となって現れやすい。

幼い子どもでは、自分の気持ちや感じている苦しさを、自覚したり言語化したりするのが困難だ。そのため、精神的な症状ではなく、身体的な症状や嗜癖《しへき》的行動となって表面化する。抜毛や指吸い、自慰行為などは、そうした嗜癖的行動の一つである。

年齢が上がるにつれて、うつや不安などの精神的な症状が目立つようになる。

Mさんの場合、後者の経過をたどったといえる。生来内気でおとなしく、周囲とのトラブルはあまりない代わりに、嗜癖的行動や心身の症状が、時期によりさまざまな形で現れる。症状は、時期によって落ち着いたり、入れ替わることも多い。

問題を外に出す前者のタイプでは、行動上のトラブルも多く、ＡＤＨＤと診断を受けたり、反抗や非行を伴いやすい。異性関係に依存したり、ギャンブルや違法薬物への耽溺《たんでき》や、金銭トラブルも多い。問題が内に向かう後者のタイプでは、うつや不安症、身体化症状、摂食障害、ＯＤ、自傷などが多い。

年齢が上がるにつれ、両者は混じり合い、どちらのタイプとも分かちがたくなっていく。ぐっと抑えていたのが、突然行動に出たり、行動で紛《まぎ》らわしきれなくなり、精神的な症状を生じることもある。

どちらの出方であるにしろ、さまざまな症状が時期によって移り変わっていく。

医学的診断は、病名ごとのカテゴリー診断によって行なわれる。とりわけ精神医学の診断は、症状をベースにして行なわれるという旧式なものであるため、症状の数だけ、診断名も付けられていくことになる。

「うつ状態（気分変調症）」「不安障害」「不眠症」「依存症」「摂食障害」「境界性パーソナリティ障害」「抜毛癖」「線維筋痛症」「慢性疲労症候群」「慢性頭痛」「片頭痛」「過敏性腸症候群」といった具合に、いくつも診断名が並ぶのだ。それぞれは独立したものとして扱われ、それぞれに診断基準と治療方針があり、専門の学会まで存在したりする。

しかし、それでは症状を羅列したに過ぎず、Mさんに起きている本当の問題を明確にする本来の診断とはいえない。風邪を、「発熱」「鼻水」「咳」と症状ごとに診断し、解熱剤、鼻水を止める薬、咳止めといった、症状ごとの薬を処方するようなものである。

風邪なら放っておいても勝手に治るので、それでもたいして問題はないが、Ｍさんのような状態は、それこそ心と、体と、そして人生全体が、どんどん深刻な状態に陥って、そこから抜け出せなくなっている。

症状ごとに診断して、各科の医師が別々に薬を処方するというのでは、その悪循環を止められない。そもそも何が根本的な原因で、何を治せばいいのかということが明らかにされないのであれば、診断の意味がない。

では、Ｍさんを苦しめる根本的な要因は何なのか。

それに対する答えが、「愛着障害」なのである。

第2章　「現代の奇病」と、生きづらさの根本原因

突如出現し、増え続ける「現代の奇病」

その「奇病」についての報告は、アメリカにおいても、一九四〇年代までは、ほとんど皆無であった。一九五〇年代になって初めて、それまでの精神医学の概念では捉えきれない、精神病とも神経症ともつかない不可解な状態が、「境界状態」として報告された。しかしそれは、専門家にさえほとんど認知されていなかった。

ところが、一九六〇年代後半から一九七〇年代になると、情緒不安定な患者が見せる自傷や自殺企図、激しい怒りによって、精神科の病棟は混乱に陥るようになった。こうした患者に従来の治療を行なうと、治療スタッフとの間で過度な依存やぶつかり合いを生じ、泥沼に陥ってしまうのだった（＊1）。

こうしたケースは、「境界例」と呼ばれるようになっていたが、日本でも徐々に、その存在が知られるようになる。

自らの体を傷つけ、命さえも軽々しくもてあそぶ。その症状に、多くの人が「理解できない」という思いに駆られ、衝撃を受けることになった。

それから二、三十年の間に、こうした、精神科病棟や映画の中の出来事と思われていた現象は、一般家庭や学校でもみられる日常的な光景と化していった。

今日、境界性パーソナリティ障害と呼ばれる状態の、それが短い歴史である。

一方、神経性やせ症（拒食症）に相当すると考えられる状態は、十九世紀の中葉にイギリスで報告されていた（＊２）。また、第二次世界大戦が始まる直前の一九三九年一月に、神経性やせ症についての論文を発表した医師は、過去十三年間において、一年に平均四例のケースを診察したと述べている。専門家といえども、たまにしか出会わないケースだったのだ。

論文の数でみても、一九四〇年代には、十年間でわずか二十本だったのが、五〇年代には百二十本に、六〇年代には五百本を超え、七〇年代には千二百本に迫っている。専門家の関心の強さは、有病率の増加を反映する。神経性やせ症は、急速に身近なものとなったのである。

過食症となると、その存在はさらに最近のものである。神経性過食症として、まとまった症例が最初に報告されたのは一九七九年のことで（＊３）、その頃から、過食や自己誘発性嘔吐を伴う過食が、拒食症とは別に存在することが、ようやく認識されるようになった。七〇年代にわずか一本だった論文は、八〇年代に二百六十本に、九〇年代には千二百本に、二〇〇〇年からの十年間では優に二千本を超えた。

この驚くべき関心の高まりは、あなたの身内やあなた自身も含めて、ストレスを感じると過食に走ってしまう人々が増えていることと直結している。

子どものうつ

本来、うつ病は中高年の病であった。そして、子どもには非常に稀《まれ》なものとされていた。子どものうつに関する論文を調べても、戦前にはほとんど見当たらず、アメリカの専門医学雑誌に、ようやく一本だけ見つけ出せたが、そこに報告されていた八歳の少女のケースには、どこか現代に通じるようなシチュエーションが認められる（＊4）。

少女は一人っ子で、両親から、とりわけ父親から可愛がられて育った。過保護といってもいい環境だったといえる。経済的にも裕福で、何不自由なく暮らしていた。

ところが、大恐慌の影響で、父親の収入が大きく減ってしまう。しかし、贅沢に慣れた母親は出費を減らすことができず、父親はそのことを不満に思っていた。そんな悩みを相談しているうちに、父親は別の女性と懇《ねんご》ろになり、一線を越えた関係になってしまう。

そのことを知った母親は、非常にショックを受け、両親の間では修羅場が繰り広げられることになった。少女は、母親を裏切った父親と、半狂乱になった母親が争う場面を目にすることになったのだ。

少女は、ふさぎ込み、学校にも行かなくなってしまう。学校に行ったときには、教師がいれば、教室に入ることもできたが、教師の姿がなくなると、教室にいられなかった。その症状には、父親が家からいなくなってしまうのではないかという不安が影響していたと考えられた。

この少女のケースのように、子どものうつは、家庭環境、とりわけ両親の仲が影響しやすい。ただ、この論文の著者も述べているように、子どもがそのストレスを「うつ」という形で表現することは稀で、身体的な症状や、行動上の問題（たとえば万引きや抜毛といった行動）で表すことの方が多い。

実際、戦後の一九五〇年代においても、子どものうつに関する論文はごくわずかであった。ところが、一九六〇年代くらいから徐々に増え始め、その後は指数関数的な増加を認めている。

子どもの躁うつ病（双極性障害）

双極性障害（躁うつ病）は、成人、中でも壮年期に発症することが多く、子どもでは極めて稀か、存在しないとさえいわれていた。

一九五〇年代には、子どもの双極性障害のケースが報告されているが、極めて稀で、一年間に一本も論文が出ていない年もあった。六〇年代、七〇年代と、症例報告が少数ながらされていたが、その頻度は依然少なく、一九七九年に、その道の専門家が「稀に存在することは否定しないが、私自身は、まだ一例も子どもの躁うつ病をみたことがない」と述べているほどであった（＊5）。

しかし、その後、報告は徐々に増え始める。一九九〇年代には、それほど稀なものではないと考えられるようになるとともに、ＡＤＨＤと併存しやすいことに注目が集まるようになった。

二〇〇〇年に出た論文（＊6）では、子どもの躁うつ病が、大人の躁うつ病とは異なり、ＡＤＨＤや攻撃的行動、非行、薬物乱用などを伴いやすく、また、虐待や不遇な環境との関連が強いことを指摘している。

そして、異常ともいえる増加が起きたのは、一九九〇年代後半以降のことである。

一九九四年から一九九五年までと、二〇〇二年と二〇〇三年までの間に、外来で診療を受けた患者数を比べると、十代までの双極性障害は、約四十倍にも増えていたのである（＊7）。有病率にして、人口比で約一％に達した。

それに対して、二十代以降の双極性障害の外来患者数は、約一・八倍に増えたに過ぎなかった（人口比で約一・七％）。

もちろん、認知が進んだということもあるだろうが、かつては存在しないとまでいわれ、わずか二十年前には専門家さえも一例もみたことがないとされた子どもの双極性障害が、ごくありふれた疾患となったのだ。

一％の有病率というと、たいした頻度ではないと思われるかもしれないが、これは、双極性障害の中でもⅠ型と呼ばれる激しい躁状態を呈するタイプだけの頻度であり、大うつと軽躁を繰り返す双極性Ⅱ型などの、もう少しマイルドなタイプも加えた子どもの双極性障害の有病率は、実に七％にも達すると報告されている（二〇〇九年）（＊８）。

このように、この数十年の間に、過去の常識を覆すような事態が次々と起きているのである。

ＡＤＨＤ爆発――起源・定義からすでに混乱

そして、子どもの双極性障害と縁が深いとされたＡＤＨＤの爆発的な増加も、「現代の奇病」の一つといえるだろう。

ＡＤＨＤ（注意欠如／多動性障害）は、神経発達障害の一つで、遺伝要因が七～八割と推測され、先天的な要因が非常に強いとされてきた。遺伝性の強い疾患であれば、大昔から存在したはずであり、数十年の間に急増するということも、通常は考えにくい。ところが、あり得ないはずの奇妙なことが起きているのである。

ＡＤＨＤの歴史を調べたマシュー・スミスによれば、いくら時代を遡《さかのぼ》って文献を渉猟《しょうりょう》しても、ＡＤＨＤらしき人物の描写や記録はほとんど見つけ出すことができないという（＊9）。大昔から存在する遺伝性の障害であれば、それらしき例がシェークスピアやモリエールの戯曲の登場人物として、あるいは、医学的な文献に見つかりそうなものだが、一向に見当たらないのだ。今日、知られているもっとも古いＡＤＨＤの症例だとされているのが、一九〇二年にイギリスの小児科医ジョージ・フレデリック・スティルが報告したもので、そこには、多動や衝動性を特徴とする二十のケースが記載されていた。

ただ、それらのケースは、多動や衝動性のほか、破壊的暴力行為や自傷、道徳的な抑制欠如などを呈し、ＡＤＨＤというよりも、情緒障害とか破壊性行動障害として理解されるべきものであった。しかも、その多くは施設に収容された子どもで、今日では、愛着障害だと診断される可能性が高い。遺伝性が強いとされるＡＤＨＤと同じものだとは、とうてい言えそうもない。

つまり、ＡＤＨＤは、その起源においてさえ、すでに危なっかしい混乱の兆候がみられるのである。

多動や衝動性を呈する子どもに再び関心が注がれたのは、一九二〇、三〇年代のことである。当時、ウイルス性脳炎がアメリカで猛威をふるい、多くの子どもたちがその犠牲となった。一命を取り留めたものの後遺症に苦しみ、無反応に何年も眠り続けることもあれば、多動や衝動性、不注意、知能低下、麻痺、けいれん発作などを来たす子どももいた。

そんな子どもたちを収容していた病院で、偶然、覚醒剤アンフェタミンが不注意や多動に効果があることが発見された。

確かに、多動や衝動性、不注意といった症状が認められはするが、これらは、脳炎後遺症による脳の器質的障害によるものであり、遺伝性が強いとされるＡＤＨＤとは、似て非なるものであることは明らかだ。

それからしばらくは、子どもたちの多動や不注意になど、ほとんど関心が払われることはなかった。

一九五〇〜六〇年代に突如目立ち始めた「小児期の多動」

今日のＡＤＨＤに相当するとされる診断が登場したのは、一九五七年のことである。児童精神科医のモーリス・ラウファーとエリック・デンフォッフが「多動・衝動性障害」という診断概念を提案したのだ。

この診断概念が、わずか五年後、「小児期の多動反応」として、正式の診断基準に採用されると、「多動」は、たちまち市民権を得る。というのも、ちょうどこの頃、学校では、落ち着きがなく、授業に集中できない子どもたちが問題視されるようになっていたからだ。

つまり、今日のＡＤＨＤらしき状態は、一九五〇年代後半から六〇年代にかけて、アメリカにおいて突如目立つようになったということになる。

この頃、何が起きていたのか。

一つは、戦後のベビーブームで、教室が子どもたちであふれかえっていたという状況があった。

また、先述のマシュー・スミスによれば、アメリカの学校では、もう一つ異変が起きていたという。それは、ガガーリン少佐の「地球は青かった」と関係していた。史上初めての有人宇宙飛行にソ連が成功したことは、アメリカに強い衝撃を与え、科学教育にもっと力を注ぐべきだという機運が生まれた。それは国の威信をかけた強い圧力となって、教師や生徒たちにのしかかるようになったのだ。

算数や科学が重視されるようになり、授業についていくことができずによそ見ばかりしている子どもたちは、もはや大目にみられることはなく、医者に行って、薬をもらうようにと助言を受けるようになった。

折しも、一九六〇年には、アンフェタミンよりも作用がマイルドで、依存しにくいとされるリタリン（一般名メチルフェニデート）が小児の多動症治療薬として発売された。リタリンは、その後、指数関数的に売り上げを伸ばしていくことになる。

とはいえ、それから二十七年後の一九八七年において、リタリンを服用としているのは、小児の〇・六％に過ぎなかった。ところが、その十年後の一九九七年には、二・七％と四倍以上に膨《ふく》らみ（＊10）、二〇一一年になると、ＡＤＨＤ薬を投与されている子の割合はおよそ六％に、ＡＤＨＤだと診断された子の割合は約一〇％にも達している（＊11）。

この事実を前に、改めて疑問に思う人は少なくないだろう。ＡＤＨＤは、遺伝性の強い神経発達障害ではなかったのか。同じような先天的要因が強い神経発達障害である知的障害や学習障害では、この何十年か、有病率はほとんど変化していない。この違いは、何を意味するのか。本当のところ、一体何が起きているのか。

共通する原因は何か

ここまで、かつては極めて珍しい状態だったのに、ここ数十年で急増し、医療機関はもとより、一般の家庭や学校でも出会うことが珍しくなくなった障害として、「境界性パーソナリティ障害」「摂食障害」「子どもの気分障害」「ADHD」についてみてきた。これらは、戦前には非常に稀なものだったのが、一九六〇年代頃から徐々に増え始め、その後、爆発的な増加に至っている。

それは、単なる偶然の現象なのか。それとも、何か共通する要因がからんでいるのか。

実は、「境界性パーソナリティ障害」「摂食障害」「子どもの気分障害」「ADHD」は、不安定な愛着との関連が強いだけでなく、幼い頃に母親との間で不安定な愛着を示した子で、発症リスクが大きく高まることが裏付けられているものばかりである（＊12、＊13）。

たとえば、摂食障害のケースで、典型的に認められる状況は、支配的で、過保護・過干渉な母親と、腰の引けた無関心な父親の間に育っているということだ。母親は子どものことを思っているつもりなのだが、実際には、自分の基準を子どもに押しつけている。共感的な関わりが苦手で、子どもに対して指導するか、非難するかという関わり方しかできないということが多い。子どもが境界性パーソナリティ障害の母親にも、同じ傾向がみられる。境界性パーソナリティ障害や摂食障害、気分障害、依存症、解離性障害などについては、以前から、不安定な愛着の関与が指摘されてきた。

それに対して、ＡＤＨＤは、遺伝要因の強い神経発達障害とされ、養育要因などまったく関係がないと、専門家たちも言い続けてきた。

ところが、遺伝子について調べ尽くされるにつれて、遺伝子の関与だけでは、とうてい説明がつかないということがはっきりし、近年では、遺伝要因と環境要因との相互作用による部分がかなり大きいと考えられるようになっている。中でも、養育環境の影響を受けることがわかってきたのだ。

たとえば、施設に保護された子どもでは、ＡＤＨＤと診断される子どもの割合が、通常の何倍にもなる。虐待を受けた子どもでは、ＡＤＨＤの発症リスクが大幅に高まるのだ（＊14）。

この事実に対しては、ＡＤＨＤだから虐待を受けやすいのだとか、親もＡＤＨＤの傾向を持っているので、虐待が生じやすいのだと説明され、虐待によってＡＤＨＤになるわけではないと、専門家たちも言い続けてきた。

だが、実際は違っていた。虐待は、脳の構造自体に異変を起こし、不注意や多動を含むさまざまな行動や精神の症状を生じ得るということが明白になっている（＊15）。さらに、幼い頃に養子になることで養育者が交代しただけで、ＡＤＨＤのリスクが数倍に高まるということもわかってきた（＊16）。

ことに、虐待のケースにみられやすい「無秩序型」と呼ばれる非常に不安定な愛着を示す場合、その後、ＡＤＨＤ症状がみられるリスクを大幅に高めていた。しかも、親との愛着の安定性は、その子の神経機能障害の指標である認知機能よりも、ＡＤＨＤ症状を左右したのである。

それ以外にも、不安定な愛着がリスクファクターとなるものとして、依存症（薬物、ギャンブル、セックス、インターネットなど）、希死念慮、解離性障害、原因不明の身体疾患、慢性疼痛、虐待、ＤＶ、いじめ、離婚、非婚、セックスレスなどが挙げられる。いずれも、今日の社会において問題となっていることばかりだ。

このように、現代人の生きづらさと苦悩の根底に、愛着の問題が関わっているということが明らかとなってきているのである。

第3章　生命をつなぐ仕組み、愛着

愛着の発見と、その心身への働き――ルネ・スピッツの貢献

現代社会の病理を理解するうえで、大きな鍵を握る「愛着」だが、その愛着が、生存や心身の健康、発達に不可欠な役割を果たしていることがわかってきたのは、比較的最近のことである。

そもそも二十世紀前半までは、子どもに「心の問題」など存在しないと考えるのが世間一般の常識だった。子どもが何かおかしな行動をしても、それは精神的な問題というよりも、道徳的なしつけの問題とみなされていた。その風潮は、今日でさえも残っている。

戦前においては、母親の愛情は、子どもの成長にとって、むしろ阻害要因になるとさえ考えられていた。精神分析も行動主義心理学も、父権主義の名残が強く、母親は必要悪のようにみなされていたのだ。

それがどうも間違いだということに、ウィニコットやアンナ・フロイトら児童精神医学の先達が気づき始めた。しかし、それでも、母親と子どもとの絆に、単なる心理的対象や欲求を充足してくれる存在との結びつき以上の意味があるとは思われていなかった。

誰も想像もしていなかった意味を、最初に明確な形で世に知らしめたのは、アメリカの精

神科医ルネ・スピッツである。

愛着の発見に先駆的な貢献をすることになるルネ・スピッツは、一八八七年ウィーンで生を受けた。ウィーンは当時、オーストリア＝ハンガリー帝国の首都で、父親は「ハンガリーの石油王」と呼ばれるほどの事業家であった（＊17）。

ルネの父親は、息子に自分の事業を継ぐことを望んでいたが、スピッツは医者になる強い決意を抱いていた。父子は激しく対立したが、スピッツは自分の意志を曲げなかった。

ベルリンやブダペストで医学を学んだスピッツは、精神分析に関心を寄せるようになると、自らフロイトの分析治療を受けたこともあった。

第一次世界大戦が始まると、長い軍隊での生活がスピッツを待っていた。戦争は祖国の敗北に終わり、その後の混乱の中、彼自身も家族も、何度も危ない目に遭《あ》いながら生き延びる。父親の事業を手伝うため、イタリアの炭鉱の経営にたずさわり、トリエステで数年を過ごしたこともあった。だが、結局、父親の鉱山や海運会社は国営になり、父親も社長の職を退いたので、スピッツがイタリアにとどまる理由もなくなった。

ヨーロッパでは、ファシズムの嵐が吹き始めようとしていた。ナチスがユダヤ人排斥を煽《あお》る中、ユダヤ系だったスピッツ家は、次第に居場所を失っていく。父の後継者ではなく、医者になる選択をしたことは、賢明だったといえる。スピッツは各地を転々とする生活を送った末、ユダヤ人狩りが始まっていたベルリンからパリに移る。一九三三年のことであった。

パリでの生活はそれほど容易ではなかった。医学博士の肩書を持つ医師だったが、それはドイツ語圏での話で、フランス語を不自由なく話せたスピッツも、フランスでは医師としては認められなかったのだ。

仕方なく、「霊的マッサージ師」という資格で、精神分析治療を行なうことになったのだが、そこで思いがけない機会が舞い込む。ソルボンヌ大学で精神分析の講義をしてくれないかと依頼を受けたのだ。彼に与えられたテーマは児童発達であった。

児童発達との出会い――徹底した観察と膨大な記録

彼は児童発達に関する文献を当たり、それに基づいて講義を進めた。ところが、そうするうちに、彼の中に大きな疑問が湧き起こる。精神分析の議論は、理論に理論を積み重ねるばかりで、実際の乳幼児についての客観的な資料があまりにも乏《とぼ》しすぎ、砂上に楼閣《ろうかく》を築いているようなものに思えたのだ。

精神分析の大御所フロイトや、児童分析の先駆者メラニー・クラインは、幼児の心理についての理論を展開しているが、彼らがその根拠としたのは、数少ない二、三のケースであり、そこから立派な理論が打ち立てられていたのだ。

ルネはもっと徹底して子どもたちを観察し、そのデータに基づいて議論する必要を感じた。スピッツは、行動を起こす。当時、児童研究で知られたウィーンのビューラー夫妻のもとに赴《おもむ》くと、施設に収容された孤児や遺棄された子どもの観察を始める。

彼の方法は、ただ見て観察するだけでなく、当時としては画期的なものだった。ビューラー夫妻が、どうやって客観的な記録をすればいいか困っていると言ったとき、スピッツは、ポケットからホームムービーを取り出したのだ。今から八十年前のことである。スピッツの写真の趣味が役に立ったといえよう。

スピッツは、一年半の滞在中、何千時間も費やして、膨大な記録をフィルムにとどめた。母親を奪われた子どもたちにみられる異常な行動や反応は、誰の目にも明らかな形で記録されたのである。

スピッツが膨大なフィルムを携えて、ウィーンを後にした直後、世界の歴史に一大事件が起きる。ナチス・ドイツが、オーストリアに侵攻し、第二次大戦とナチスの影が迫ってきたのである。パリも安全ではなかった。スピッツは、アメリカに亡命する。

しかし、この苦難が、思いがけない産物をもたらすことになる。

スピッツはアメリカでも、子どもたちの研究を続けようとした。しかし、特別なつながりもない異国の地で、医師の資格もない亡命者に、乳幼児の観察の場を与えてくれるところはなかった。

なんとか彼に協力してくれたのは、女性刑務所に付属した乳児院だった。服役中の女囚が子どもを産むことがあったが、彼女たちが、産んだばかりのわが子の世話をして過ごすための施設があったのだ。

スピッツは、その施設に五年通い、四十人の乳児たちの成長をフィルムに収めた。さらに、ラテンアメリカの養護施設でも、半年間滞在して観察と記録を続けた（スピッツは、調査に協力してくれた国の名誉のため、国名を明らかにしていない）。

養護施設と、刑務所付属の乳児院の子どもの違い

そこで、スピッツが気づかされたのは、刑務所に付属した乳児院の環境は、孤児や遺棄児

が収容された養護施設より、ずっと劣悪であったにもかかわらず、子どもたちが元気にすくすくと育っているということだった。

かたや、養護施設では、大勢の職員が昼夜を問わず働いていたにもかかわらず、子どもたちの状態は悲惨を極めていた。スピッツが記録フィルムを小児科学会の会場で初めて上映したとき、絶望した子どもたちの哀れな状態に、医師たちの多くが涙をこらえられなかったという。

何がその違いを生んだのか。

養護施設では、施設の職員が世話をしていたが、刑務所の乳児院では、母親が世話をしていたという点に尽きた。

刑務所の乳児院にも職員はいたが、彼らは、直接世話をせず、母親たちが世話をするのを監督していた。ある意味、あまり親切でなかったことが幸いしたのだ。

養護施設では、職員たちは熱心に子どもの世話をしていたが、母親を失った子どもたちの絶望を癒《い》やすことはできなかった。特に、一歳未満で母親を失い、養護施設に連れてこられた子どもたちは、生命力も目立って低下し、病気への抵抗力も弱まっていた。

言語、運動、社会性、生活能力全般に低下を来たし、二歳になっても、言葉を一言も発せない子や、歩けない子が多くいて、発達指数（年齢相応の発達を一〇〇とする）の平均は七二でしかなかった。

刑務所付属の乳児院の赤ん坊は、満一歳になると外部の施設に移されてしまうのであるが、少なくとも乳児院にいることを許されている間は、子どもたちは活気に満ち、好奇心旺盛で、言葉をしゃべり出す子や歩き出す子もいた。発達指数は、一般家庭の子と変わらない一〇五であった。

注目すべきは、刑務所で母親となった女性たちは、非行や犯罪などの問題を抱えていたことである。一方、養護施設に入所した子どもたちの母親は、確かに不運ではあったが、母親自身に犯罪歴や行動上の問題があったわけではなかった。

〝ふつう〟の母親から生まれて、母親に育ててもらえないより、たとえ犯罪者の母親であっても、母親の手で育ててもらえる方が、子どもにとってははるかに幸運で、心身とも健やかに発達する力を与えてもらえたのだ。

子どもたちに起きていた問題を、スピッツは「ホスピタリズム（施設病）」と呼び、機械的な世話が中心で、情緒的な交流が不足する結果、生じる悲劇だと考えた。

スピッツは、真実に肉薄しながらも、目《ま》の当たりにしていることの本当の意味には、たどり着かなかったのである。

ボウルビィの取り組み――疎開児童や戦災孤児の調査

スピッツから少し遅れて、イギリスの精神科医ボウルビィは、疎開で親と離ればなれになった子どもたちの異変に注目していた。

ボウルビィは駆け出しの医者だった頃、非行少年の施設で働いた経験があった。そのとき彼が驚いたのは、万引きをした少年たちの全員が、母親との関係が不安定だったことである。そして、今また、疎開児童たちに、反抗や非行、ひきこもりや心身の不調などの異変が高頻度にみられることを知り、母親との時期尚早の分離がもたらす影響の大きさを痛感するようになる。

第二次大戦が終わると、戦災孤児の問題がクローズアップされた。施設には親を戦争で失った子どもたちがあふれていたのだ。ＷＨＯ（世界保健機関）は、ボウルビィに戦災孤児の調査を依頼する。

調査を行なったボウルビィは、彼らが栄養などの点で満たされていても、深刻な発達や情緒、行動の問題を抱えていることを報告し、母性愛剥奪《はくだつ》によると結論づけた。母親を奪われることが、重大な障害を子どもに引き起こすということが、明確な形で裏付けられたのである。

スピッツも同じ現象を目撃していたのだが、施設における機械的な世話により、情緒的な交流が不足してしまうことが原因だと考えていた。

ボウルビィは一歩進めて、余人ではなく、母親による世話に重要な意味があるらしいということを、より明確に打ち出したといえる。

ただ、スピッツもボウルビィも、当時、学会や関係する専門家から嘲笑を浴びたという点では同じだった。母親の愛などを重視すること自体、笑止千万だと、激しいバッシングを受けたのだ。

この時点では、まだボウルビィも、子どもに起きている現象の本質的な意味に気がついていなかった。あくまで、母親という「愛情と世話を与えてくれる存在」が奪われることによる問題だと考えていたのだ。

ハーロウの実験――愛着がアカゲザルの生存と発達を支える

そこで突破口を開いたのが、アメリカの心理学者ハリー・ハーロウである。

ハーロウは、ウィスコンシン大学の研究室で、アカゲザルを育てようと悪戦苦闘していた。

実験用の動物は高価で、彼の乏しい研究費では、専門の飼育業者から調達する費用がまかなえなかったため、自分で育てることにしたのだ（＊18）。

それは、困難の始まりであったが、同時に、思いがけない発見と成果をもたらすことになる。

ハーロウが直面した困難とは、親から離された子ザルは、どんなに室温や栄養に配慮して育てても、みんな死んでしまうということだった。生き残っても、反応がほとんどなかったり、落ち着きなく同じ行動を繰り返したり、重い障害を抱えてしまったりして、とても心理実験に使える状態には育たなかった。

試行錯誤する中で、あることを発見する。子ザルが、ケージの床に敷いていた布きれにしがみつき、布きれから離されると、パニックになるということである。

そこで、布きれを巻いた人形をケージに入れてみると、子ザルは、その人形に一日中つかまって過ごすようになった。そして、つかまるものがあるというだけで、子ザルの状態は安定し、健康面や発達も良くなったのだ。

また、掃除をするために、その人形をケージから出そうものなら、子ザルはこの世も終わりと言わんばかりに泣き叫ぶ。その人形に対して、強い執着を見せたのである。さらに、人形を一目見たいがために、レバーを押す課題を必死にやりこなしさえした。

人形を天井からぶら下げて、子ザルの動きに反応して人形が揺れるようにすると、子ザルはさらに元気になり、発達も良くなった。

とはいっても、母ザルに育てられた子ザルに比べると、明らかに病み、発達が悪く、社会性も身につけられなかった。

こうした一連の実験から、母親という存在は、世話をしたりオッパイを与えてくれる存在というだけでなく、しがみついて、身を寄せることができる存在であり、いったん執着が生まれると、他のものには代えがたい特別な存在になるということが証《あか》される。そして、この「特別な存在」に対する執着が、子ザルの安心だけでなく、発達や生存を支えているということが明らかとなってきたのである。

ちょうど同じ頃、ボウルビィは、特定の養育者との結びつきこそが、安全感や生存、適応を支えるうえで重要な役割を果たしていると考えるようになり、その特別な結びつきを「愛着（attachment）」と呼ぶようになっていたが、ハーロウの実験は、まさに愛着の存在を裏付けていたのである。

この仕組みは、哺乳類に広く共有される、心理学的というよりも生物学的な現象であり、心身の健康や生命にも関わるということが、次第に明らかとなっていったのだ。

オキシトシンは外界のストレスや不安から心身を守る

その後、ボウルビィが提唱した母子関係の理論は、生理学的にも裏付けられることになった。愛着は、オキシトシンやバソプレシンというホルモンによって支えられる生物学的なメカニズムでもあり、オキシトシンの働きが解明されるとともに、体内で何が起きていたのかということが明らかとなってきた。

それは驚くべきメカニズムだった（＊19）。

オキシトシンは、もともと授乳や分娩を引き起こすホルモンとして知られていた。どちらかというと原始的なホルモンという扱いで、ストレス・ホルモンとして知られる副腎皮質ホルモンなどと比べても、軽んじられてきた。

ところが、二十世紀も終わり頃になって、オキシトシンの意外な働きが次々と解明される。

その一つは、育児や世話といった母性本能に関わるだけでなく、絆を維持することに必須の役割を果たしているということだった。オキシトシンがうまく働かないと、特別な結びつきは失われ、つがい関係が壊れたり、育児放棄をしたりするということが起きるのである。

さらには、オキシトシンには、ストレスや不安を和らげる作用があることがわかってきた。愛着の仕組みは、愛する者とのふれあいによって活性化されるが、オキシトシンの働きが活発になることで、外界からのストレスにもあまり不安になることもなく、わが身や家族を守ることができるのである。

オキシトシンは、ストレス・ホルモンとはまったく正反対に、ストレスからわれわれを守ってくれる役割をしていたのである。

免疫系や成長ホルモンの働きにも影響

したがって、愛着が不安定で、オキシトシンがうまく働かないと、ストレスを感じやすく、幸福度が低下するだけでなく、ストレス・ホルモンの分泌が亢進し、心身の病気にもなりやすくなる。

先述のMさんにみられたような、体や心の数々の異変、うつや気分の波、不安、摂食障害、依存症など、さまざまな異常が次々と起きることも、オキシトシンによる「ストレスから心身を守ってくれる働き」が弱まってしまうことによるのだと考えると、すべて納得がいく。

それ以外にも、オキシトシンは、社会性を高め、親密さを感じたり、寛容で優しい気持ちにさせたりして、対人関係を円滑にすることにも、非常に重要な役割を果たしていることがわかってきた。また、多動や不注意とも関係が深いことも明らかとなっている。

オキシトシンは、母親が根気のいる育児に専念できるように、落ち着きを高める働きがある。その働きがうまくいかないと、多動や衝動性、不注意が起きやすくなる。これらは、発達障害でもおなじみの症状だが、実は、愛着の仕組みがうまく働かないことによっても、そっくりなことが起きてしまうのだ。

愛着障害の子が、なぜＡＤＨＤや自閉症に似た状態を呈しやすいのかは、オキシトシンの働きが解明されたことで、一気に理解できるようになった。

オキシトシンは、情緒的、認知的、身体的発達にも重要で、愛着が不安定な子では、知的発達においても不利を生じる。免疫系や成長ホルモンの働きにも関係しているため、愛着障害の子では、成長が止まり、感染症にかかりやすかったり、自己免疫疾患やアレルギー疾患にも悩まされやすい。

親に愛情をかけられなかった子が早く亡くなってしまうのは、心理的な要因からだけではなかったのだ。オキシトシンによって支えられた愛着の仕組みは、まさに成長や生存を守る命の土台だったのである。

四つの愛着スタイル——普通の家庭の母子の観察

母子関係の理論を構築したボウルビィだったが、孤軍奮闘を強いられていた。彼の理論を理解してくれる人は、ほぼ皆無で、研究を手伝ってくれる人もいなかったからだ。仕方なく新聞に求人広告を出して、共同研究者を募らねばならなかった。

それに応募してきたのが、アメリカ出身の女性心理学者、メアリー・エインスワースだった(＊20)。彼女は、夫の赴任に伴って、アメリカからやってきたばっかりだったので、ボウルビィのイギリスでの「悪評」を知らなかったのだ。

幸いエインスワースは、ボウルビィの研究に興味を持ち、手伝うことになる。彼女がとりかかったのは、施設にいる孤児ではなく、普通の家庭で育った子どもと母親を観察することだった。

普通家庭であれば、母と子の間には、ボウルビィのいう愛着がしっかりと認められるはずである。だが、観察を続けるうちに、エインスワースは、母と子の間の結びつきは、母子によって異なるパターンを示すことに気づいた。

とても安定した結びつきを示す母子もいれば、泣いたり怒ったりが激しい組み合わせもあり、また逆に、お互いに無関心で、クールな母子もいた。

その後、それぞれのタイプは、安定型、抵抗／両価型、回避型と呼ばれるようになる。エインスワースは、夫の転勤によって、イギリスだけでなく、アフリカのウガンダやアメリカのボルチモアでも、同じような調査研究を続けたが、母子間の愛着やそのタイプは、地域に関係なく、普遍性をもって観察された。

ただ、エインスワースを驚かせたのは、ウガンダではほとんどみられなかった回避型が、ボルチモアでは非常に多くみられたことである。

その後、さらに不安定で、混乱した「無秩序型」と呼ばれる愛着タイプがあることも知られるようになる。これは、情緒不安定で、いつ怒り出すか予想がつかないような母親に育てられている子どもに認められ、子どもは、母親次第で反応をがらりと変えた。虐待されて育った子どもに、特徴的なものである。

愛着のパターンには、かなり恒常性があり、一歳半の時点で安定型だった人は、成人した時点でも七割は安定型であり続けていた。三割は、途中から不安定型に変わったことになるが、それらのケースでは、虐待を受けたり、親と死に別れたり、両親が離婚したり、重い病にかかったり、といった過酷な体験が認められた。

愛着のパターンは、十代の後半には、愛着スタイルとして確立される。大人では、安定型、不安型（とらわれ型）、回避型（愛着軽視型）、未解決型といった名称が使われる。

太宰治と三島由紀夫――不安型の太宰

同じように愛着障害を抱えていても、それに強く苦しむ人と、そんなことはたいした問題ではないと開き直り、クールに振る舞う人がいる。

前者が「不安型」とか「とらわれ型」と呼ばれるもので、過剰なほど愛着にとらわれている。その人にとっては、仕事のことやお金のことよりも、相手に愛されているかどうか、みんなに受け入れられているかどうかが切実な問題である。

他方、後者は、「回避型」とか「愛着軽視型」と呼ばれるタイプで、一見すると、何も苦しんでいないかのように見えるのだが、突然、体の症状が出たり、アルコールに依存したり、思いもかけない悲劇的な結末を迎えたりする。感じないように我慢していたことが、後になるとわかるのである。

日本を代表する二人の作家、太宰治と三島由紀夫。

彼らはどちらも深刻な愛着障害を抱えていたが、その生き方の違いは対照的である。この二人は、不安型と回避型という二つの愛着スタイルの違いを理解するうえで、もってこいの具体例でもある。

太宰治は、津軽の大地主の家に生まれたが、母親は最初から太宰の誕生を望まず、生まれるとすぐに里子に出した。実家に引き取ってからも、乳母や女中に世話を任せっぱなしで、その扱いはあくまで冷ややかだった。

太宰は、人一倍、親に愛されることを望んだが、その望みは叶えられるどころか、親の冷たさを思い知らされるばかりだった。傷ついた太宰は自暴自棄になり、東大在学中に心中事件を起こし、望みとは逆に、親子の縁を切られてしまう。その後も、酒と麻薬におぼれ、心中未遂を繰り返した末に、玉川上水で、ついに不帰の人となる。

遺書ともいうべき『人間失格』には、彼が子どもの頃から抱いていた「他の人と心から打ち解けられない」という人との隔たりや、道化を演じることで人に受け入れられようとしながらも、他者との間に横たわり続ける違和感を、ぬぐい去れずにいる自分と、そんな自分を見ているもう一人の自分がいたことが語られている。

それは、愛着障害を抱えた人が持つ、人との絆を持つことの困難さや、それゆえの生きづらさを、赤裸々に描き出したものだといえよう。

母親に対してさえ、心を通わせ、甘え、親しみを味わうことができなかった者が、どうして他者と心を許し合い、つながることができるだろうか。

その根源的な不幸を、太宰は克服することなく、自分の人生に終止符を打つことになる。

病根の本質は太宰と同じ——回避型の三島

太宰に明らかに対抗意識を燃やしていたのは、三島であった。根本に共通の病根を抱えていることを、本能的に感じ取っていたに違いない。

だが、三島は彼一流の傲慢《ごうまん》さで、太宰を怯懦《きようだ》に堕した軟弱な存在として見下し、自分はまったく違うと、ことさらに強調しようとした。

いわく「太宰の持っていた性格的欠陥は、少なくともその半分が、冷水摩擦や器械体操や規則的な生活で治される筈《はず》だった」と。

三島は、太宰が酒や薬物に溺れ、女と心中未遂を繰り返すのを尻目に、規則正しい生活を守り、剣道やボディビルで体を鍛えた。

が、結局、彼もまた自死という最期を免れることはなく、鍛えぬいた肉体に刃《やいば》をたて、愛した男にその首を落としてもらう運命にあると知っていたら、女と心中して自死した太宰を嗤《わら》えただろうか。少なくとも、冷水摩擦や規則正しい生活だけでは、回復できる問題ではなかったのである。

優秀な兄の下で、影の薄い存在でしかなかった太宰に比べて、一家の惣領《そうりよう》息子として生まれた三島は、祖母に溺愛された。祖母と二人で過ごしたため、母親はほとんどその手に抱くことさえままならなかった。授乳の時間だけ、母親が呼ばれて、乳を吸わせたのである。遊び相手も選ばれ、ケガをさせないようにと、女の子としか遊んだことがなかった。よほど軟弱な環境で育ったともいえる。

しかも、三島は虚弱で、やせっぽっちで、兵隊検査に不合格となるほどだった。当時としては大変な不名誉な事態であったが、三島と、息子を送っていった父親は、大喜びで帰ってきたという。官吏だった父親は、日本の敗色が濃く、兵隊に行っても無駄死にするだけだということを知っていたのである。

常に誰よりも優先され、大切に扱われて育った三島は、肉体的には脆弱であっても、有り余る自信と自己肯定感を育んでいた。それは、常に認められ、賞賛されて育った結果でもあった。

母親と暮らすようになったのは、中学生になってからで、母親に甘えることにも遠慮があった。一緒に暮らすようになってからは、その不足を補うように、母親と話すことも増えたが、通常の母子のような気の置けない関係とは少し違っていた。

子どもらしく甘えることを知らずに、三島はやるべきことをやり、勤勉に努力することを身につけた。語彙力をつけるために、『広辞苑』をすべて覚えるという、徹底した精励ぶりだった。そうしたたゆまぬ努力によって、東大法学部、大蔵省と、絵に描いたようなエリート街道を歩んだのである。

ただ、何もかもうまくいっているように見えた彼も、母親の世話を受けられなかったことによる深刻な愛着障害を抱えていた。彼の出世作『仮面の告白』は、ホモセクシャルやマゾヒズムといった性的倒錯の告白として扱われたが、もっと根底にある問題は、彼が、自分の存在や生きることに根源的な違和感を抱き、他者をありのままの存在として愛することができないという障害だ。それは、太宰が『人間失格』で語った生きづらさと、本質においては同じものであった。

太宰との差異を強調するためにも、三島は、別の装いを必要とした。自らの問題をセクシャリティの問題として語ることで、新鮮味と衝撃を作品に与えたかったという事情もあるだろう。セクシャリティとは別次元の問題として、彼は生きること、愛することへの困難を抱えていたのだが。

「自信たっぷりの自己愛型」という、もう一つの回避型

愛着タイプは、もともと一歳くらいのときにすでにその違いが認められるもので、その後の成長過程の中で、さまざまな修飾を受けたり、その人の持つ気質や後天的な体験と融合しながら、多様な進化を遂げていく。

たとえば回避型は、大きく二つに枝分かれしていく。

最終的にできあがるパーソナリティは、まったく異なる特性を持つため、同じ回避型とも思えないほどである。

一つは内気なタイプで、自己主張や人との積極的な接触を好まず、抑制的に振る舞う。

もう一つは、傲慢なタイプで、ドライで、共感性に欠け、相手を見下し、思い通りにしようとする。自己主張が強く、態度は居丈高で、相手を力や理屈でねじ伏せようとする。

どちらも、他者と心から打ち解けようとせず、情緒的なふれあいは避けようとする点では共通し、回避型愛着スタイルを示すのだが、その行動と態度は、まったく別の印象を与える。内気で、自分の世界にこもり、友だちがいなくても平気な人も、自信満々で、人を人とも思わないようなうぬぼれの強い人物も、どちらも回避型なのだ。遺伝的気質やその後の体験によって、一見するとおよそ正反対にも見えるパーソナリティが生まれる。

前者は狭い意味での「回避型」、後者を「自己愛型」と呼んでおこう。

前者には、シゾイドのようなタイプも含まれる。一方、後者には、反社会性パーソナリティ障害のような、冷酷で、他人を容赦なく搾取するようなタイプも含まれる。

ちなみに、キルケゴールは、「死に至る病」のタイプを三つに分けた（＊21）。①絶望して、それを自覚しない人、②絶望して、自分自身であろうとしない人、③絶望して、自分自身であろうとする人、の三つである。

この分類に当てはめると、①の「絶望して、それを自覚しない人」は狭い意味での回避型、②の「絶望して、自分自身であろうとしない人」は不安型、③の「絶望して、自分自身であろうとする人」は自己愛型ということになるだろう。

生きづらささえも自覚しない人、生きづらさは自覚しているが、その苦しみを自分で受け止められず、他人に依存したり転嫁する人、不完全な自分をむしろ正当化し、賞賛せよと開き直る人、である。

ちなみに、三島はこの分類では、回避型というよりも、自己愛型だといえよう。

しかし、自信たっぷりの装いで、大衆を見下そうと、「死に至る病」を逃れることはできない。

ほどよい応答性と共感性――「安全基地」が安定した愛着を育む

先に紹介したエインスワース（Ｐ60）は、愛着研究において、もう一つ重要な発見をする。

子どもと安定した愛着を示す母親と、そうでない母親の違いは何か。根気良く観察を続けるうちに、前者の母親では、わが子に対していつも細心の注意を払い、わが子が助けを求めると、すぐさま駆け寄って、わが子を抱き寄せるのだった。それに対して、愛着が不安定な母親では、そうした反応があまり起きず、子どもが泣いていても冷ややかであったり、気まぐれに態度が変わったりした。

「子どもが求めたら、応える」という安定した応答性が、安定した愛着を育むのには重要であることを発見したのである。

ただし、百％完璧に応答する必要はなかった。完璧すぎる応答は、むしろマイナスになっている場合もあった。「ほどよい応答」が一番良かったのである。

また、愛着が安定した子の母親は、わが子の気持ちや、求めていることを読み取るのが上手であった。気持ちを汲み取った反応ができていたのである。共感性もまた、安定した愛着の重要な条件であった。

ほどよい応答性や共感性を備えた存在を、エインスワースは「安全基地」と呼んだ。母親が安全基地として機能しているとき、子どもと安定した愛着が育めたのである。

母親が安全基地としてうまく機能するとき、子どもは情緒的に安定するだけでなく、外界に好奇心を向け、積極的に探検しようとした。母親から離れることを怖がらず、周囲を歩き回って、他の人物とふれあおうとしたり、知的好奇心を満たそうとした。いざとなれば、母親が守ってくれるという安心感が、探索を可能にしたのである。

先にも紹介したように、安定した愛着に恵まれると、社会性の発達だけでなく、知的な発達においても優れた傾向を示すのは、母親をまさに安全基地として、子どもは、外の世界への活動に没頭できるからである。

安定した愛着は、貧困や環境の悪影響からも、子どもを守る

安定した愛着は、不利な要因からも、子どもを守ってくれる。

たとえば、危険な目に遭ったときも、安定した愛着に恵まれていると、トラウマが残りにくい。虐待を受けるという体験さえも、安定した愛着が育まれている場合には、子どもは負の影響から守られやすい。

つまり、父親から身体的虐待を受けたという場合でも、母親との愛着が安定していれば、行動上の問題や精神的な問題を生じるリスクは抑えられるのである。

貧しさも、もちろん、子どもにとっては不利な環境要因となりうる。貧困家庭で育った子どもでは、衝動的に、危険な行動を取りやすいことが知られている。しかし、養育者との愛着が安定している場合には、そのリスクは大幅に抑えられる。

必要な生活費をまかないかねる収入しかない貧困家庭で育った子は、必要な生活費の数倍の収入がある裕福な家庭で育った子に比べて、十五歳のときに危険な行動がみられるリスクが約二倍になったが、幼い頃に無秩序型（もっとも不安定な、一貫しない愛着パターン）の愛着を示した子では、そのリスクが約五倍になったという（＊22）。

貧しさよりも、愛着が安定しているかどうかは、子どもにずっと大きな影響を及ぼすので

ある。逆にいえば、貧しい家庭で生まれ育っても、安定した愛着に恵まれれば、そのリスクを抑えることができる。

数学不安——数学の得意、不得意にも愛着が関与

「数学不安」という専門用語がある。数学ができるかどうかには、数量処理や作動記憶といった認知的能力のほかに、問題を解く際の不安が関わっているという（＊23）。この不安が「数学不安」だ。

数学の問題を解くときは、単純な作業をするのとは違って、メンタルな要素が強まる。解けるかどうかわからない問題を、解けると信じて解き続け、ついに正解にたどり着くためには、解けないかもしれないという「数学不安」に負けない精神的な強さや、自信が必要になるのだ。

数学不安が強いと、解けないのではという不安や恐怖に圧倒され、肝心の問題に集中することができず、実力以下の成績しかとれない。それで自信をなくすと、数学の教科書を見るのも嫌になってしまう。

この数学不安は、単に数学が得意か苦手かということだけでなく、就職や職業における成功を左右するという。結果が不確定の、暗中模索の状況において、成功を信じてやり抜く自信に関わるのである。数学不安が強い人は、解けないのではないかと悪い結果ばかりを考えてしまい、自分の足を引っ張ってしまう。

最近の研究で、この数学不安が、愛着安定性と関係していることが明らかとなった。幼い頃の愛着が不安定だと、数学不安が強まる傾向がみられたのだ。この傾向は、性別や年齢、IQに関係なく認められた。

安定した愛着は、その子の能力の発揮を大きく助ける一方、不安定な愛着しか育めないと、実力以下の成績に甘んじなければならない。

もちろん、数学が得意かどうかには、数的処理や推論、空間認知、ワーキングメモリーなどの能力も関係してくる。愛着の安定性が数学の成績に関与する割合は、およそ二割だという。しかし、二割違えば、試験の合否も、その後の人生も大きく変わることになる。

親が子どもに勉強を教えるときには、この事実を肝に銘じるべきだろう。問題を間違えたからといって、叱ったり、貶《けな》したりした場合、愛着が受けるダメージによるマイナスは、教えることで得られる学力のプラスを帳消しにしかねないのだ。

叱ったばかりに子どもとの関係が悪化し、しかも自信をなくさせるくらいなら、何も教えない方がずっと子どものためである。

親の思いが強すぎると——医学部入学が至上命題の家庭で

だが、わが子のこととなると、誰もが必死になり、目の色が変わってしまうものだ。学力や学歴を偏重する風潮は、少子化や終身雇用制の崩壊ということもあり、一時に比べると多少和らいだ感があるとはいえ、一部では、ますます激しさを増している。

ことに医学部受験を目指す家庭では、行きすぎたことも起きやすい。開業医の子弟では、医師になることが既定路線とされ、小学生になるかならないうちから、医学部に進むことが至上命題で、勉強漬けの日々を過ごさせられることも珍しくない。

F美さんも、開業医の家に生まれた。両親とも医師で、夜間まで忙しく働いていたので、夕食は、家政婦さんか家庭教師の先生と一緒に食べるのが普通だった。たまに一緒になっても、交わす会話といえば、勉強のことか、将来進む学校の話だけ。小学生の頃から、毎日何時間も勉強を強いられ、少しでも成績が下がると、人間としての価値がないといわんばかりに罵《ののし》られた。

そんな境遇の中、Ｆ美さんは両親の期待に応えようと頑張った。試験の前になると、腹痛や下痢といった症状がみられるようになったが、親が医者なので、薬を渡されて終わりだった。髪の毛がごっそり抜けたこともあるが、また生えてくると、見て見ぬふりをされた。

高校に進学するときまでは、どうにか踏ん張ったが、そろそろ限界が来ていた。高校ではいくら勉強しても、成績は伸び悩み、試験のたびに、親は怒ったり嘆いたりした。両親がお互いをなじり合い、夫婦ゲンカを始めることも始終だった。その頃から、リストカットが始まった。やがて、過食嘔吐が加わった。

それでも、医学部に入るという目標が変更されることはなかった。一浪の末、私立の医学部に、寄付金を積んで入ることができた。だが、Ｆ美さんに、医者になるための勉強を続ける気力は残っていなかった。

大学に行こうとすると、頭痛や吐き気に襲われるようになった。方々の医者に診てもらったが、一向に改善しなかった。大学も休みがちになり、単位も危うくなると、ＯＤを繰り返すようになった。

あるときは、昏睡状態で緊急搬送された。担当した医師から、医学部を辞めないと、この子は死んでしまうと言われたが、それでも、親は医学部を諦めきれず、続けさせようとした。

自宅に帰ってまもなく、F美さんは、手首からだらだら血を流しながら、路上を彷徨《さまよ》っているところを保護され、精神科に入院。親もようやく、これ以上は無理だと悟り、医学部を辞めることを許した。

教育という名の虐待——死に至る病からの脱走

もし、あくまで親が医学部を続けることにこだわっていたら、F美さんは死んでいただろう。初めて親に逆らって、自分の意思を示すことができたF美さんだったが、しかし両親は、F美さんの気持ちを本当に理解したわけではなかった。心のどこかで、自分たちの期待を裏切った愚かな娘という思いを消すことはできなかったのだ。

自分に注がれる、両親の冷ややかな視線。それをひしひしと感じるだけに、F美さんも次第に、親に対して敵意をむき出しにするようになった。自分の人生を、自分たちの都合のためにむちゃくちゃにした親たちに逆らうことが、F美さんに残された生きる意味となっていたのである。

「死に至る病」を脱するためには、それは必要なプロセスだったのかもしれない。

F美さんの本当の自分探しが始まるまでには、親が敷いた路線をいったん拒否し、怒りをぶつける時期が、しばらく続くことになる。

本人の主体性を無視し、進路を押しつけ、勉強を強いることも、虐待である。

虐待の結果、愛着はダメージを受け、愛着障害が生じることになるが、Ｆ美さんの場合は、もともと安定した愛着が育まれていたのかも怪しい。医学部に進んで後継者になることを前提に話は進められ、両親がＦ美さんのことを、思い通りになるのが当たり前の操り人形のように扱ってきたのは、そもそも温もりのある愛情に欠けていたからとしか思えない。

Ｆ美さんは、愛情不足の中で育ち、親の愛情や承認に飢えていたからこそ、進んで親の思い通りになろうとしたのだ。愛着障害を抱えた人に起きやすい悲劇である。

親は、満足な愛情を与えないうえに、親に気に入られようとする子どもを思い通りに支配するという、二重の虐待を行なっているのである。

第4章　オキシトシン系の異常と、愛着関連障害

物心つく前に、勝負は決まる

「インファント（infant：子ども）」の語源は、「語らぬもの」というラテン語「infans」だという。この語ることのできない存在は、語ることができないのをいいことに、都合よく扱われてきた。

どうせ幼い子どものときのことなど覚えていない。その覚えてもいない存在のために、心を砕き、手間をかけることは、効率を重視する合理的な人たちにとって、無駄なことに思われたかもしれない。

実際、手を抜くことはいくらでもできる。どんな目に遭おうと、それについて語ることはできないのだから、咎《とが》められる心配もないはずだった。

物心つく前という記憶のカーテンの向こうに、証拠は葬られたはずだが、愛されなかったという事実の痕跡を完全に消すことはできない。愛情という太陽がどれくらいその子を照らしたかは、年輪のような痕跡となって、さまざまなところに刻み込まれている。

たとえば、その一つは、あなたが親に対して親しみや安心を覚えるかどうかだ。親のことを考えただけで、心が安らぎ、ほのぼのとした気持ちになれるか。それとも、逆に刺々《とげとげ》しい思いや苛立《いらだ》ち、怒りを覚えるか。それとも何の感情も湧かないか。

あなたが、あなたのパートナーや自分の子どもに対してどんなふうに振る舞うかにも、その痕跡が残っている。

大好きだと思っていたのに、期待を裏切られることがあると、口汚く罵り、大嫌いだと言ってしまうのはなぜなのか。大切な存在だと頭ではわかっているのに、子どもに対して怒りと憎しみがこみ上げ、殴りたくなる衝動に、なぜとらわれてしまうのか。

よく知られているように、親との関係で味わったことを、自分のパートナーや子どもとの間で再現してしまう。あなたの記憶は覚えていなくても、体は忘れずにいて、学習した行動パターンのスイッチが入ってしまう。

不安定な愛着の人では、オキシトシン受容体の数が少ない

その「体に残っている痕跡」のさらに具体的で確実なものが、オキシトシン受容体の数である。

虐待やネグレクトといった不適切な養育を受けて、不安定な愛着しか形成できなかった人では、オキシトシンの働きが悪い。ところが、血液や脳脊髄液を採って、オキシトシンの濃

度を調べると、低下している人がいる一方で、高い場合もある。

どうして一貫した結果が得られないのか。

この謎の解明に挑んだのが、ドイツの研究グループである。彼らは、オキシトシンではなく、オキシトシンの受容体を調べてみた。オキシトシンは、オキシトシンの受容体に結合することで、その働きを生む。受容体の数が減っていても、働きが悪くなるのだ。

オキシトシン受容体の遺伝子（DNA）は、RNAに転写され、RNAからさらに受容体を形作るタンパク質に翻訳されるという二段階の変換を経て、発現する。したがって、オキシトシン受容体を調べる方法としては、受容体の遺伝子を調べる方法、転写されたRNAを調べる方法、そして、最終産物である受容体タンパク質を調べる方法がある。

これまでの研究では、遺伝子レベルの異常や、RNAのレベルでの発現を調べるものばかりであった。このドイツの研究グループは、世界で初めて、オキシトシン受容体をタンパク質レベルで測定した。

その結果、不適切な養育を受けたことがある人ほど、オキシトシン受容体が、タンパク質レベルで減っていることがわかったのだ（*24）。

受容体がわずかしかないと、いくらオキシトシンが放出されても、作用が弱まってしまう。

その結果、不適切な養育を受けた人では、オキシトシン系の働きが悪くなってしまっていたのだ。そこで、もっと働かせようと、オキシトシンが過剰に放出されることもある。そのため、オキシトシンだけを調べても、一貫した結果が得られなかったのだ。

さらにもう一つ。オキシトシン受容体の減少と、より強く関係していたのは、不適切な養育を受けたこと自体よりも、「愛着が安定しているか、不安定であるか」だったのだ。つまり、不適切な養育を受けたことがあっても、それ以外の部分でうまく補われると、オキシトシン受容体は減ることなく、安定型の愛着スタイルを手に入れられる場合もある。安定した愛着スタイルを獲得できた場合には、虐待を受けていても、大人になったとき、うつになるリスクが増えずに済んでいた。

不適切な養育以上に、安定した愛着を育めるかどうかが、より決定的な意味を持つことになる。このことは、「死に至る病」の予防や回復を考える場合に、重要になる。

虐待により、受容体の遺伝子がメチル化する

不適切な養育によって、オキシトシン受容体が減ってしまう仕組みも、明らかとなってきている。オキシトシン受容体の遺伝子が、メチル化という現象を起こし、遺伝子がうまく発

現しなくなってしまうのだ。それはちょうど、遺伝子が傷ついて変質するようなものだ。不適切な養育という不遇な環境は、遺伝子をも変え、オキシトシン受容体の減少をもたらし、不安定型愛着を生み出してしまうのだ。

その一方で、虐待など不適切な養育を受けて育った人でも、安定型の愛着を獲得できた場合には、オキシトシン受容体の減少を来たさない。

この事実は、不適切な養育の悪影響を克服する仕組みや方法が存在することを示している。つまり、愛着スタイルは必ずしも養育環境だけで決まるものではなく、可塑性《かそせい》や回復の可能性を持つということだ。

愛着不安によって、愛着行動が誘発される仕組みも見えてきた。

愛着が不安定な人では、通常の状態ではオキシトシン濃度が低下している一方で、分離不安（愛着対象から離れる際に感じる不安）が強まるような状況に対しては、オキシトシンの過剰な放出が起きやすい。ことに、不安型の人では、別離などを経験すると、オキシトシンの過剰放出が起きる。

不安型の人では、恋人と別れた直後に、別の人と親しくなりやすいという経験的事実がある。別れによってオキシトシンの分泌が亢進するとすれば、近づいてきた別の異性に対して、親密な感情を抱きやすくなるのは当然といえるだろう。

親子の感情が同期すると、オキシトシン濃度が高まる

不安定な愛着の親に育てられると、子どもも不安定な愛着を示しやすいことは、かなり以前から知られていた。愛着スタイルが、世代間で伝播《でんぱ》するのだ。

たとえば、過保護なほど世話を焼いているのに、不安型や回避型の母親に育てられると、子どもの愛着は不安定になりやすい。一生懸命世話をしているのに、どうして安定した愛着が育めないのか。

その謎を解くうえで、ヒントになりそうな事実を、イスラエルの研究者たちが明らかにした。彼らは、親子で遊んでもらい、その前後で唾液中のオキシトシン濃度がどのように変動するかを調べたのだ。また、安静時の血漿《けつしょう》中のオキシトシン濃度も測定した。

結果はどうだったか。オキシトシン濃度は、親も子も、遊んだ後の方が上昇したが、上昇の程度は、親子間の感情が同期するほど、親子とも大きくなった（＊25）。オキシトシン濃度は、気持ちが共有されるほど高まったのである。

親のノリが悪く、否定的なことばかり言って、一緒に楽しめないと、親も子どもも、オキシト

シン濃度はあまり上がらない。親の愛着が希薄だったり不安定だったりしてオキシトシン濃度が上がりにくい場合には、子どものオキシトシン濃度の上昇もわずかだということになる。回避型の母親では、子どもの笑顔などを見ても、オキシトシンの分泌が弱く、子どもとの関わりから得られる喜びが小さい（＊26）。そのため、どうしても、関わることに消極的になってしまうと考えられる。

そうしたことが、毎日の生活で積み重なれば、子どもの側にも、オキシトシンの働きが悪い状態を生み出してしまうだろう。親側のオキシトシンの働きの悪さが、いつのまにか子どもにも乗り移ってしまうのである。

その結果、子どもも、親と同じように否定的なことや不満にばかり目が向き、安心して物事を楽しめず、毎日が喜びよりも苦痛に満ちているように感じられてしまったとしても、不思議はない。

親としてやるべきことをやり、正しいことを教えたはずなのに、子どもが不安定で、親に怒りを向けたり、拒否してくるとしたら……、親子の間でうれしい気持ちもつらい気持ちも共有する体験が不足していた可能性が高い。

免疫システムにも関与、生理学的レベルで長期的な影響

免疫細胞にもオキシトシン受容体が存在し、その働きに影響を及ぼしている。子どもの頃、不適切な養育を受けた人では、慢性的な炎症反応がみられ、体調不良や疲れやすさを生じやすい（＊27）。

オキシトシン受容体が減って、その働きが低下すると、免疫系の機能にも影響し、感染症だけでなく、自己免疫疾患にもかかりやすくなる。潰瘍性大腸炎や、クローン病、円形脱毛症などは、自己免疫の異常によって起きるが、同時に、ストレスや不安定な愛着も、リスクを高める。

気管支喘息のようなアレルギー疾患も、不安定な愛着や、幼い頃に受けたストレスとの関係が注目されるようになっている。

不適切な養育環境やストレスの影響が、オキシトシン受容体遺伝子のメチル化といった形で、徐々に蓄積され、オキシトシン受容体の減少につながり、それが限界ラインに達したとき、心身の異変となって顕在化してくるというシナリオが考えられるのである。

不安定な愛着を幼児期に示した子どもでは、将来、うつになるリスクや不安障害になるリスクが高まるが、身体的な問題を伴いやすいことも報告されている。

たとえば、その一つは、肥満である。幼い頃に不遇な環境で育ち、不安定な愛着しか育めないと、肥満になるリスクが大幅に増える(*28)。

また、幼い頃、不安定型愛着や無秩序型愛着を示した人では、児童期に、高い炎症反応を示すという研究結果もある(*29)。心理的にだけでなく、生理学的なレベルで身体的な不調が生じやすいのである。

神経系、内分泌系、免疫系を調整するオキシトシン系

人はストレスを受けると、神経系や内分泌系の変化を引き起こし、対処しようとする。ストレスに対処する仕組みとして、これまで中心的な役割を果たしていると考えられてきたのが、視床下部によって統御されている自律神経系(特に交感神経系)と、視床下部から始まり、下垂体、副腎皮質へとホルモンのリレーによってつながる視床下部–下垂体–副腎皮質系(それぞれの英語の頭文字をとってＨＰＡ系と呼ばれる)である。

たとえば、恐怖を感じて、視床下部に危険を知らせる信号がたどり着くや、交感神経の緊張が生じ、神経は戦闘モードになる。この反応は瞬時に起きる。躊躇なく敵と戦うか逃げるかしなければ、命に関わるからだ。

それに比べると、ややゆっくりと進むのがＨＰＡ系の活性化で、最終的には副腎からステロイドホルモン（副腎皮質ホルモン）が放出され、ダメージに対処すべく備える。万一、傷ついても、このホルモンの力により、炎症や苦痛を抑え、傷を早く癒やすことで、難局を乗りきろうとする。

ただし、この反応は、非常事態の際の短期的な対策である。数日までのストレスに対応するのであれば、メリットが大きい。

だが、それ以上、長期間続くと、副腎皮質ホルモン自体がさまざまな弊害を生み始める。高血圧や胃潰瘍、糖尿病の原因となったり、ホルモンを放出し続けた副腎も消耗してしまい、無気力で、疲労困憊した状態に陥ってしまう。

このように、これまでストレス理論は、自律神経系とＨＰＡ系の二つを中心に理解されてきた。ところが、このパラダイムが変わろうとしている。

その二つと並んで、もう一つ重要なシステムと考えられるようになったのが、オキシトシン分泌系（ＯＳＳ）である（＊30）。視床下部にはオキシトシンを産生する神経細胞があり、これが、ストレスや外敵から身を守るうえで、重要な役割を担っているのだ。

中でも注目されているのは、免疫系への働きである。胸腺や骨髄といった免疫を担う組織の成長を促すとともに、免疫監視機構や免疫防御システムを動かし、免疫の恒常性を維持するなど、生命を守るうえで不可欠な役割を果たしている。

オキシトシンには、炎症を抑え、細菌やウイルスをやっつけるのを助け、傷口を癒やし、組織が再生するのを促進する働きもある。ストレスによって起きた障害からの回復をもたらすのも、オキシトシンの作用によるところが大きい。

生命を守り、回復を促進するために、免疫系だけでなく、神経系や内分泌系も力を合わせられるように調整役を果たすのが、オキシトシン系なのである。

母親から育てられず、愛着障害を抱えた子どもたちが、ほとんど幼くして亡くなってしまう運命にあったのは、オキシトシン系がうまく働かないと、免疫系の発達や働きにも欠陥が生じてしまうためだ。医学の進歩は、免疫系の働きが弱くても、抗生物質などの助けによって、生きながらえさせることを可能にしたが、その一方で、原因不明の体調不良に苦しむ人を増やすことになったといえるかもしれない。

「苦痛ばかりが感じられる」理由

愛着障害に伴いやすい問題の一つは、痛みや傷つくことに過敏であるということだ。

たとえば、オキシトシンは陣痛を引き起こすホルモンであるが、同時に、その文字通り身を裂かれるような分娩の激痛から、母体を守る働きがある。それによって、ときには丸二日も続くような激痛との戦いに耐えることができるのだ。

ところが、近年、陣痛に耐えられない女性が増えているという。無痛分娩という選択肢ができたことも、覚悟を鈍らせるのかもしれないが、痛みに耐えかねて、早く麻酔の注射をして、と泣き叫ぶ女性も増えていると聞く。愛着障害が蔓延し、オキシトシン系の働きが悪い人が増えれば、そういうケースも増えざるを得ないだろう。

オキシトシンの働きが悪い状況で、陣痛に耐えることは、ヘッドギアもグローブをつけずに拳骨《げんこつ》を受け続けるようなものかもしれない。オキシトシンというクッションが不足することで、痛みは何倍にも感じられてしまうのだ。

最近、慢性的な痛みと、不安定な愛着の関係が注目されている。ことに、不安型愛着の人では痛みを感じやすく、慢性疼痛に苦しめられやすいのだ（＊31）。

医学的に説明が難しい身体症状と、不安定な愛着、ことに愛着不安の結びつきも明らかとなってきた。鞭打《むちう》ち症のような外傷性の状態でも、愛着の安定度により、痛みなどの症状の程度にはっきりとした差が認められる（＊32）。

愛着が不安定な人、ことに不安型の人では、痛みなどの身体的な症状だけでなく、精神的な痛みも感じやすく、傷つきやすい。とらわれ型ともいわれるゆえんだが、安定型の人なら受け流すことができることを、長く引きずってしまう。うつや不安といった症状も強い傾向がみられる。

回避型と失感情症――自覚なしでも体はストレスを感じている

一方、回避型の人では、痛みに著《いちじる》しく鈍感という場合もある。痛みだけでなく、危険に対して鈍感な傾向もみられる。無関心に放置されて育つ中で、苦痛なことが起きていても、それを苦痛だと認識することも言語化することもなく、ただやり過ごすことに慣れっこになっているのである。回避型に伴いやすい失感情症と呼ばれる状態では、自分の気持ちだけでなく、感覚さえあまり現実感がなく、他人事《ひとごと》のようにしか感じられない。

明らかにストレスで緊張して、その結果、下痢をするといった体調の問題が生じていても、本人は不安を自覚することはないし、緊張していることさえ、自分で気にとめていなかったりする。失感情症のある人では、心は苦痛を自覚していないのだが、体の方が悲鳴を上げて異変を起こすのである。

回避型の人では、傷つくようなことがあっても、平然としていて、何事にも動じないかのように見えることがあるが、心拍数や血液中のストレス・ホルモンの変化をリアルタイムで調べると、実はストレスを感じていて、心拍数が上昇したり、ストレス・ホルモンの分泌が亢進したりしている。

体に起きている変化に気づかないことで、何も感じていないと錯覚してしまうが、体は、本当はストレスを感じている。

不安型の人は、大騒ぎして、自分の感じている不安やストレスを周囲にまき散らすことで、多少とも解消することができるが、回避型の人は、ストレスを意識から遮断して、感じないようにしているだけなので、ストレスは溜まる一方だ。

それゆえ、心身症になりやすいのは、不安型の人よりも回避型の人である。

「心を理解する力」の弱さ――苦痛を感じやすい、もう一つの原因

不安定な愛着の人が、痛みや原因不明の身体症状、うつや不安に苦しめられやすい原因の一つは、オキシトシン系の働きが弱く、不安や苦痛を感じやすいということだが、もう一つ、そこに関わっている要因が、「メンタライゼーションの弱さ」である。

メンタライゼーションとは、心を理解する能力のことで、もともとは、相手の気持ちや意図を推測する能力のことをいう。

相手の気持ちを理解する能力は、自分の気持ちを理解し、表現する能力とも密接な関係がある。また、自分を振り返って、客観的に自分を含めた周囲との関係を見つめる能力とも結びついている。

そこで、これらの能力を含めて、メンタライゼーションと呼ぶこともある。一言でいえば、心を理解する能力、自分の視点にとらわれず、相手の視点や客観的な視点で物事をみることのできる能力、といえるだろう。

不安定な愛着を抱えた人では、メンタライゼーションが弱い。自閉症のような状態では、遺伝子レベルの要因で、メンタライゼーションに重度の障害があるのだが、愛着障害の人では、後天的な養育環境が原因で、この能力が未発達だと考えられる。オキシトシン受容体の発現が乏しく、オキシトシン系の機能が悪いことも、メンタライゼーションを苦手にすると考えられる。

自分の怒りや痛みといったものが強すぎて、それに心がとらわれ、相手の気持ちや周囲の状況を考える余裕がない中で育てば、そうした能力は育まれにくくなってしまうのだ。

より客観的な視点で、自分に生じている事態や感情を理解したり、相手の立場で考えたりすることは、自分が感じる苦痛を和らげることにつながるが、その能力が弱いと、自分の痛みにばかりとらわれてしまう。相手の気持ちや事情に目が行くよりも、自分の苦痛ばかりが強く感じられるので、意に反することに対して過剰反応してしまいやすい。そのことが結果的に、相手だけでなく、自分の苦痛やストレスを増やすことになる。

ことに不安型では、親密な関係になると、相手に依存し、相手に完璧な親役を求め、自分の期待通りでないと激しい怒りを向けるようになる。一番依存している相手を攻撃するという状況に陥りやすい。

相手がちゃんとしてくれないから、自分がイライラしてしまうのだと、相手に原因を転嫁し、自分の問題にはなかなか気づかない。そこにはメンタライゼーションの問題がある。

回避型は、相手の心だけでなく自分の気持ちもわからない

回避型では、そもそも相手の気持ちに関心が乏しく、不安型に比べれば、他人への期待値も低いのだが、それに加えて、自分の考えや都合しか見えておらず、気持ちを共有したり、相手の意を汲み取ったりすることもない。メンタライゼーションが、不安型以上に弱いのだ。

弱いというより、欠落しているという場合もある。

相手と何かを共有するより、自分の仕事や趣味、楽しみや利益の方ばかりを優先し、相手の気持ちに応えることは煩《わずら》わしいことでしかない。そのため、回避型の人といても、一人でいるのと変わらず、気持ちを共有することを望んでいる人にとっては、自分が拒否されているような悲しい気分になる。いると期待してしまうので、いない方がましだということになる。

ところが、回避型の人の無関心な態度は、他人に対してだけではない。自分の気持ちや感情に対しても無関心で、興味がない。気持ちや感情など存在しないかのように、他のことに熱中し、忘れている。

自分の気持ちや感じていることに関心がないのだから、当然、それを言葉にして表現したり、相手に伝えたりすることにはもっと関心がない。そんなことは、無意味なことだと思ってしまう。

小さい頃からずっと、情緒的な自己開示や自己表現というものを避けてきたので、その部分がまったく育っていない。自分の気持ちであれ、感じていることであれ、それを表現し、伝え、共有することを積み重ねる中で、人は自分の気持ちや感覚というものを言葉にし、理解できるようになる。その部分が、未開発な状態のまま、置き去りにされてしまうのだ。その結果、自分がどんな気持ちでいるのかも、理解したり言葉にしたりすることができなくなってしまう。回避型の人が「失感情症」になりやすいのは、自分の気持ちを言葉にするという体験が不足した結果である。

愛着不安と並んで、原因不明の身体症状との関係が深いとされるのが、この「失感情症」である。自分の気持ちに気づかず、それを表に出すこともないのだが、やがて、頭痛、腹痛、胸痛、全身の痛み、疲労、めまいなど、原因不明の身体症状となって、体の方がＳＯＳを発するのである。

解離――つらすぎる体験を、意識から切り離す仕組み

苦痛に満ちた体験をしたとき、それに圧倒されないために、意識から切り離し、自分を守ろうとする仕組みがある。自分からその体験の記憶を切り離すのだ。

虐待されたりネグレクトされたりして育った子どもにしばしばみられるのは、子どもの頃の記憶や思い出がほとんどないという状態である。そこにも、このメカニズムが関わっている。

幼い子どもが安全を脅かされるような体験を繰り返し味わうと、子どもの交感神経系は極度に緊張し、限界を超えると、フリーズやトランス状態を呈する。これが解離につながっていく。

解離が癖になると、不快なことが起きるたびに、そのときの体験は自動的に意識から切り離されるようになる。それが慢性的な解離性障害（意識や記憶、人格が、連続した統合を失う障害）へと発展していく。

不安定な親や、愛情に欠けた親に育てられ、無秩序型愛着を示した子では、その後、解離性障害を発症しやすい。解離性障害の存在は、その体験を意識から消し去らねばならないほどの苦痛が繰り返されたことを示している。

人を幸福にする、生物学的な三つの仕組み

人間も所詮、動物である。高度な認知能力を持ち、複雑な言語や道具を操るとはいえ、生物学的な基盤によって生命や種の維持を行なっている。生物学的な仕組みを解明し、それを多少は操作できるようになってはいるが、それでも、生物学的仕組みに縛られているという点では動物と何ら変わらない。

たとえば、幸福になるという一事をとってみても、生物学的な仕組みを超えることはできない。では、そもそもわれわれが幸福になるために、どういう生物学的仕組みが備わっているのだろうか。われわれに喜びや満足を与えてくれる仕組みには、どういうメカニズムがあるのだろうか。

生理的な満足や快感から、精神的な充足感や達成感まで、喜びや満足の種類も幅広いように思えるが、人に喜びや幸福を与える生物学的な仕組みは、実は三つしか存在しない。

一つは、お腹いっぱい食べたり、性的な興奮の絶頂で生じるもので、エンドルフィンなどの内因性麻薬（脳内麻薬）が放出されることによって生じる快感だ。生理的な充足と深く関係し、われわれが生きることに最低限の喜びを与えてくれる。

二つ目は、報酬系と呼ばれる仕組みで、ドーパミンという神経伝達物質を介して働いている。大脳の線条体の側坐核と呼ばれる部位で、ドーパミンの放出が起きると、人は快感を味わう。

ドーパミンの放出が起きるのは、通常、困難な目的を達成したときだ。サッカーのゴールの瞬間や、麻雀でロンをした瞬間にドーパミンが放出され、「やった！」という快感になる。数学の問題を解けたときとか、マラソンを完走したときも、このタイプの喜びが生じることにより、再び努力して、次の目標を達成しようというモチベーションが生み出される。

ところが、この報酬系は、しばしば悪用される。面倒な努力抜きで、ドーパミンの放出だけ引き起こし、短絡的な満足を与えてしまえば、強烈な快感を手軽に得られるのだ。

その代表が、麻薬である。アルコールのような嗜癖性のある物質も、ギャンブルのようなやみつきになる行為も、ドーパミンの短絡的な放出を引き起こすことで、依存を生じさせる（麻薬の場合には、内因性麻薬の放出を伴う場合もある）。

実は、もう一つ、喜びを与えてくれる仕組みが存在する。もうお察しのことと思うが、それが愛着の仕組みである。こちらはオキシトシンの働きに負っている。愛する者の顔を見たり、愛する者とふれあうとき、興奮というよりも安らぎに満ちた喜びが湧き起こるのだ。

オキシトシン系の不足を依存や嗜癖的行為で補う

喜びを与えてくれる仕組みは、実はこの三つしかない。あとはつらいことばかりなのだ。この世のありとあらゆる試練や苦痛の代わりに、われわれに与えられている喜びは、それだけである。

頑張っていた優等生やエリートが学業や仕事でつまずいたとき、家族の優しい慰《なぐさ》めといたわりによって、立ち直ることができるのは、ドーパミン系の報酬を得ることに失敗しても、オキシトシン系が与えてくれる慰めや喜びによって、それを埋め合わせることができるからだ。

ところが、愛着の仕組みもうまく機能していないと、どうなるか。

傷ついた思いを癒やす方法としては、食べることや性欲を満たすことで紛らわすか、短絡的にドーパミンの放出を生じさせる物質や行為にのめり込み、代償的な満足を得るかしかない。実際、不安定な愛着、ことに回避型の愛着は、将来の物質依存（アルコールや薬物への依存）のリスクを高める（＊33）。

親から無条件の愛情を与えられずに、不安定な愛着を抱えた人では、オキシトシン系の充足が不十分にしか得られない。そこで、頑張ることによって目標を達成し、周囲からも認められることで自分を支えようとする。そのプロセスがうまくいっているときは、オキシトシン系の不足を、ドーパミン系の充足で補っているわけだ。

ところが、頑張って結果を出すという戦略がつまずいてしまったとき、喜びを与えてくれるのは、食べたりセックスしたりという生理的な快感か、麻薬や嗜癖的行動によって、ドーパミンを短絡的に放出させるという手段しか残っていない。

人はこの世の苦痛に耐え、生きていくために、何らかの喜びを必要とする。その喜びを与えてくれる最終手段が、過食やセックス依存、薬物やギャンブル、ゲームにおぼれることなのである。それは、努力して達成感を味わうという本来の喜びではないが、生きるために必要な喜びなのである。

ただ、短絡的な充足は、耐性を生じ、同じだけの喜びを得るためには、もっと強い刺激を必要とするようになる。それが、ときには健康を害し、破滅の危険に身をさらさせることにもなる。

それでも、止められない。なぜなら、いくらやり続けても、本当の満足を与えてはくれないからだ。

本当の満足を与えてくれる唯一の仕組みは、オキシトシンを介した愛着の仕組みなのかもしれない。それが不足し、それ以外の満足で代償しようとするとき、飢餓感は癒やされず、際限のない自己刺激行為に陥ってしまうのかもしれない。

嗜癖的な行動だけでなく、目的に向かって頑張るという行動においても、愛着システムがうまく働いていないとき、しばしば度を超した中毒となってしまう。

エドガー・アラン・ポーの場合

『黒猫』など、心理小説やミステリー文学の元祖ともいうべきエドガー・アラン・ポーが生まれたのは一八〇九年。今から二百年以上も前のことになる。それからわずか四十年の人生の間に、今日も輝きを失わない数々の傑作が生み出された。

エドガーは、俳優の父デイビッド・ポーと、女優の母エリザベスの間にできた子だった。しかし、看板女優だった美しい母親は、エドガーがわずか二歳のときに亡くなってしまう。父親は蒸発した末に、まもなく他界。孤児になったエドガーは、子どものいないアラン夫妻に引き取られる（＊34）。

実子以上に可愛がられて育ったが、養育者の不在や交代は、エドガーにぬぐえない愛着の傷を残すことになった。愛着障害を抱えた子どもによくみられる愛情飢餓と過剰な甘えのアンバランスな組み合わせは、次第にエドガーの人生に破綻を生んでいく。養父が裕福だった頃、過保護に金品を与えすぎたことも悪影響した。

とはいえ、愛着障害による破壊的影響が強まるのは、もう少し先のことだ。エドガーは、当時としては最高の教育を受けさせてもらうことができた。名門校に通って、古典的教養を身につけることもできた。

その頃、エドガーは一人の女性と知り合い、将来を誓い合う仲になるが、相手の家族は、エドガーとの交際を快く思わなかった。エドガーが大学に進むと、エドガーが出した手紙を親は本人に渡さず、こっそり捨ててしまった。二人の関係はそのまま消滅するしかなかった。

恋愛に破れたエドガーは、放埒《ほうらつ》の限りを尽くし始める。挙げ句の果てに、賭け事で大金をすり、莫大な借金を作ってしまう。学業を続けるためには借金を返済する必要があると、養父に泣きついたが、さすがの養父も愛想を尽かしてしまった。養父には、養母以外の女性との間に隠し子がいることをエドガーは知っていた。頭にきたエドガーは、その女に渡す金はあっても、養子の息子に出す金はないのかと、こともあろうに養父を責めてしまった。養父は盗人猛々しいと激怒し、エドガーに即刻出ていくようにと申し渡す。

その後、養母の死がきっかけとなり、養父と一度は仲直りしたものの、エドガーに官途に進んでほしいと望む養父の期待を裏切ったことや、養父も再婚して、エドガーへの関心をなくしてしまったこともあり、結局、養父との縁は切れることになる。

エドガーは、ほどよく妥協して、役人仕事の傍ら作品を書くというような器用なことができるタイプではなかったのだ。エドガーにとって、詩や小説を書くことは、空想の力を借りて、現実では癒やされることのない愛着の傷を癒やそうとする、やむにやまれぬ営みだったのだろう。

大学の頃に覚えたのが飲酒だった。書くことと酔うことだけが、淡い記憶にしかない母親の抱擁を感じるすべだったのか。

結婚と才能の開花、つかの間の幸福の果てに

アラン家を追い出されたエドガーは、母方の叔母のもとに出入りするようになっていたが、そこでエドガーの注意を惹《ひ》くようになったのは、見るたびに美しくなる従妹のヴァージニアだった。ヴァージニアは、まだ十代半ばの少女だったが、母親エリザベスの姪《めい》に当たり、顔立ちもエリザベスに似ていた。

エドガーは、ヴァージニアに求婚する。叔母は最初、反対したが、エドガーの熱意に負けて、ついに結婚を許した。結婚証明書には、五歳ばかりもサバを読んだ新婦の年齢が書かれていた。エドガーにとって、ヴァージニアを娶《めと》ることは、面影の中の母親を取り戻すことでもあったに違いない。その胸に抱かれ、乳房を吸うこともできたのだ。

相変わらず世間と折り合いがつけられずに、勤め先を転々とするエドガーではあったが、ヴァージニアとの結婚後、その才能は一気に開花する。生活のためにも、書き続ける必要が

あった。書き殴られる筆先からは、次々と傑作が生まれた。ヴァージニアと暮らし、その生活を支えるために奮闘した日々が、ポーの文学の最盛期でもあった。

しかし、そんな幸福な日々は長くは続かなかった。ヴァージニアは、母親エリザベスと同じく肺病にかかってしまうのだ。次第に病み衰え、まだ二十代の若さで亡くなってしまう。最愛の妻を失ったエドガーは、飲酒やアヘンにおぼれ、結局、寿命を縮めることとなった。

そんなエドガーが、晩年、酒を断とうとしたことがあった。将来を誓い合ったまま、離ればなれになってしまったかつての恋人と、ばったり出くわしたエドガーは、その女性の口からすべての事情を聞かされる。女性も結婚相手と死に別れ、独り身だった。二人は、二十年の時を経て、あのときの約束を果たそうとする。

しかし、結婚式の前日、ぐでんぐでんに酔って、人事不省に陥ったエドガーは、そのまま亡くなってしまうのである。結局、失われた時間を取り戻すことはできなかった。

たとえ、二人が結ばれていたとしても、遅かれ早かれ、あったのは失望だったかもしれないが。

「依存」自体を断てたとしても

依存症が愛着障害だという視点がなかった頃は、依存症という病気にかかっているのだから、その病気を治せばいいと考えられていた。それは医学モデルが呈示する依存症の理解であった。

ところが、依存を断ち切るということを目標に治療を行なうと、ときどき本末転倒なことが起きる。

ある男性は、アルコール依存症で何度も入退院を繰り返していた。さんざん失敗を重ね、母親にも迷惑をかけていたので、依存を克服したいという思いは強かった。そして、最後の入院から後、これまでとは打って変わって、断酒に取り組んだのである。

男性は断酒を継続し、すべては順調であるかに見えた。ただ、ある日、外来を訪れた彼は、断酒を守っていることを報告しつつも、帰り際になって、担当医に、ふと弱気なことを言った。「飲んだらダメですよね」。

担当医は、「絶対ダメですよ。同じ失敗を繰り返すつもりですか」と、語気を強めて、彼の心に忍び寄る弱気をねじ伏せるように言った。彼は、うなずくと、「そうですよね。また同じことの繰り返しになってしまいますね」と、力なく笑って、納得したように診察室を出ていった。

だが、それから一週間ほどして、彼はベランダで首をつって亡くなった。母親が買い物に出かけている間の出来事だった。一滴もアルコールは飲んでいなかった。

ある女子高校生は、覚醒剤に手を染めるようになり、警察に保護され、施設に送られてきた。成績もそこそこ優秀だったが、上のきょうだいに比べると、家庭の中では、できが悪い子とみなされていた。誰からも認めてもらえない少女は、援助交際に救いを求め、やがてそこで知り合った年上の男性から覚醒剤を教えられたのだ。

最初は投げやりだった少女だが、施設の職員に支えられる中で、自分の身に何が起きているのかを振り返る作業に熱心に取り組むようになった。表情のなかった顔には、笑みが戻ってきた。ただ、家族との面会のときだけは、その顔が明るさを失った。

家族にとって彼女は、今も困った子でしかないようだった。それでも、面会を重ねる中で、家族との間に走っていた緊張は和らいでいった。彼女は覚醒剤依存の恐ろしさについて学び、二度と覚醒剤に手を出さないという決意を固めて、社会に帰っていった。

それから半年あまり経ったある日、社会で彼女の治療を引き受けてくれていた医師から手紙が届いた。その少女が自ら命を絶ってしまったことを伝えるものだった。その文面には、その医師の誠実な人柄とともに、深い心の痛手と悲しみが滲《にじ》んでいた。少女は覚醒剤に二度と手を出さないという約束を守っていた。依存症に負けないという点ではうまくいったのだが、結局、彼女は逃げ場所を失ったように、死を選んでしまったのだ。

依存しているアルコールや薬物を、ただ取り去るだけでは、本当の問題は解決しないのだということを、思い知らされたケースであった。

悲しいことだが、その人にとって、依存することが、生きながらえるために必要だということがある。依存は良くない、止《や》めさせねばならないと、単純に考えるだけでは、解決しない問題なのである。

基本的安心感とオキシトシン・システム――「確かな地面」を持てるか

喜びを与えてくれる三つの仕組みのうち、愛着システムが特別な重要性を持つのは、それが基本的安心感と呼ばれるものに深く関係しているからだと考えられる。

食べて満腹になり、内因性麻薬が出ることによって得られる生理的満足にしても、頑張って目標をクリアすることで達成感を与えられる報酬系の満足にしても、それは、ある行為の結果、初めて手に入るものである。満足を得たければ、際限なく食べ続ける必要があるし、頑張り続けてゴールを達成し続けねばならない。

だが、唯一、愛着システムが与えてくれる喜びや安心だけは、努力のいる行為やそれによって達成された結果を必要としない。ただ、ありのままの自分でいるだけで、無条件に与えられる満足である。そこには、何の行為も努力も必要としない。

それが基本的安心感と呼ばれるゆえんでもある。腹を空かし、チャレンジに失敗したとしても、すっかり絶望することはない。貧しい食事であれ、愛する存在と分け合うことができれば、再チャレンジしようという意欲も湧いてくる。

愛着の仕組み、つまりオキシトシン系がうまく働いているかいないかということは、非常に大きな違いを生むことになる。それが機能不全に陥っているとき、人は頑張り続けるか、強烈な刺激で気分を高揚させるか、過食やセックスにおぼれるかしか、心の隙間を埋める術《すべ》がない。確かな地面を持ち、そこにのんびり寝転がることもできるのと、地面を持たず、絶えず飛び続けなければ墜落して死んでしまうのとの違いくらい、大きな差だ。

確かな地面を持たずに生きるのは、とても過酷な人生だ。頑張り続けるか、奈落に落ちるか、二者択一の状況に置かれているともいえる。ただ、そうした厳しいハンディを抱えた状態だからこそ、偉大なことを成し遂げられるという場合もある。

不安定な愛着は、自殺のリスクを高める

不安定な愛着は、究極的な破綻である「死」へと人を向かわせる。心身を病むことで死を招き寄せるだけでなく、抱えた悲しみや存在の虚しさが、死を欲するようにさせてしまうのだ。その意味でも、愛着障害は「死に至る病」なのである。

不安定な愛着は、希死念慮を抱きやすい傾向と強い結びつきを示し、そのリスクは、安定した愛着を示す人の三・三倍にもなるという（＊35）。

ニュージーランドのクライストチャーチで行なわれたコホート研究では、十五歳の時点での愛着スタイルは、二十一歳の時点での自殺念慮や企図を予測することができた（＊36）。

また、自殺企図をしたことのある若者では、親に対しても友だちに対しても、不安定な愛着スタイルを示すとともに、心の中で、親が不在だと感じていた（＊37）。

さらに、家族が不安定だと、子どもは希死念慮を抱きやすく、頼りたいときに親に頼れないことは、若者の自殺のリスクを高めていた。

不安定な愛着しか形成できないと、希死念慮を抱きやすくなるのだ。それは、自分が大切な存在だという感覚が乏しいこと、対人関係がうまくいかないこと、情緒的なコントロールが苦手なことなどを介した、総合的な結果だといえるだろうが、不安定な愛着は、生きようとする力や生きることを楽しむ力自体を弱めてしまうためでもあるだろう。

分離不安と自殺企図との関係も指摘されている。幼い頃に、分離不安を味わった人では、自分を寄る辺《よるべ》なく感じ、見捨てられるような状況に置かれたとき、自分はいらない存在だと思い込み、自殺念慮や自殺企図に向かいやすい。

分離不安は、母親から物理的に離れる際に味わう不安である。母親からの分離不安だけでなく、母親代わりの存在、たとえば、恋人やパートナー、友人、子どもなど、心理的に頼っている人から離れることに強い不安を感じる。

愛着不安は、自分が愛されているか、認められているかに関する不安である。顔色をうかがい、自分のことを嫌っていないか確かめようとしたり、機嫌を取ろうとしたりする。

両者は別物ではあるが、結びつきが強い。愛着不安が強い人では、何か心配事があったり、ストレスがかかったりすると、分離不安も強まりやすい。

分離不安が強いということは、基本的安心感が育っていないということであり、愛着不安も同じである。前者は誰かにくっついていないと安心できない。後者は、ありのままの自分でいることに安心できない。どちらも自分が自分として自立することへの不安を、中核に抱えている。

不安定な愛着スタイル全般が、死を希求させる

愛着トラウマを抱え、その傷に触れられると取り乱しやすい「未解決型」愛着スタイルが、自殺企図がみられる人に高頻度に認められることも報告されている（＊38）。

未解決・とらわれ型の人では、虐待や両親の離婚といったことを、幼い頃に経験していることが多い。

幼い頃に味わったつらい体験——愛する存在を奪われたり、愛する存在がいても、その人から大切にされなかったという体験は、悲観的な物事の見方や低い自尊感情、拠り所のなさや安心感の欠如を、その人の心に植えつけてしまう。そして、青年期になったとき、安定したアイデンティティや自己肯定感を獲得することを困難にする。

そうした負の刻印は、傷つくことへの脆弱性を準備し、そこに、信じていた存在から見捨てられる体験や挫折体験が加わったとき、かろうじて支えていた自分というものが、土台か

ら崩れ落ちるような状況を生んでしまう。

特に希死念慮との関係が指摘されてきたのが、「とらわれ型（不安型）」愛着スタイルである。この愛着スタイルの人では、親に対する思いが強く、その分、怒りや失望を味わっている。親を強く求めていて、それゆえ期待外れなことが起きると、深く傷つくのである。

こうした愛着の仕方は、親以外の人物に対しても同じで、親しくなればなるほど強まっていく。一生懸命尽くして世話を焼き、思いが強い分、些細なことでも期待したことと違うことが起きると、裏切られた、拒否されたと感じて、落ち込むのである。

ちなみに、境界性パーソナリティ障害では、とらわれ型と未解決型が重なっていることが多い。どちらも自殺企図の危険を高めるが、その両方が重なっているのであるから、いかにその人を支える土台が危ういものであるかが、理解できよう。


それに対して回避型（愛着軽視型）愛着スタイルでは、自殺企図や自傷行為のリスクとの関連はあまりないといわれてきた。

ところが、うつ病の患者を対象に、一年間追跡調査を行なった研究では、回避型の傾向が強いと、自殺企図のリスクが上がるという結果が示されている（＊39）。

また、五千人を超す大規模なデータを解析した研究（＊40）でも、成人の不安定な愛着スタイルが、自殺念慮及び自殺企図とともに、うつや不安、摂食障害、衝動性、薬物乱用のリスクを増大させるという結果を報告したが、回避型の方が不安型よりも影響が顕著であった。いずれにしても、不安定な愛着全般が、自殺念慮や自殺企図のリスクを高めてしまうといえるだろう。

ただ、両者の特性の違いも理解する必要がある。不安型の人では、親子関係がうまくいっているかどうかが、より重要であるのに対して、回避型の人では仕事がうまくいっているかどうかが、リスクを強く左右した（＊41）。

回避型の場合、弱音を吐いて相談したり、苦痛を訴えて大騒ぎをしたりするわけでもない。何事もないように、限界までやり続けることが多い。体の異変に現れるか、アルコールやネットゲーム、ギャンブルで紛らわせるか、ときには、会社を突然辞めるといった行動に出るか。

だが、それは、まだ安全装置が働いた結果だともいえる。そうすることによって、最悪の事態を避けることができるからだ。

安全装置が働かず、自らを休ませることができないまま、突き進んでしまうと、いきなり自殺してしまうような結末に至ることもある。死にそうになっているのに、助けを求めることができないのである。人の忠告も聞こうとしない。

実際、回避型の人では、医師の指示を守らず、死亡率が高いという結果が出ている（＊42）。それは、幼い頃から、誰にも助けを期待してはならず、自分しか頼るものがないと学んできた結果なのである。

人が死を選ぶとき

精神科医のヴィクトール・フランクルは、アウシュビッツの強制収容所に自らが送られ、そこでの極限体験を、身をもって味わうとともに、そこで死んでいく人々を無数に目にすることになった。

彼が得た結論は、人が生き延びるためには、日々の苦痛に耐える「意味」が必要だということだった。その意味を与えてくれるのは、愛する者との絆であり、未来に向けた希望であった（＊43）。フランクルの場合、妻や家族との絆であり、いつか社会に帰ったら、この過酷な体験から学んだことを人々に伝え、臨床に活かしたいという思いであった。

人は、この世界にもはや苦痛しかないと感じたとき、死を選ぶ。生き続けるためには、何らかの喜びや希望が必要だった。生き延びるために、収容者は一片のパンを、数本の煙草をとっておこうとする。それを享受できるという希望が、その人を生かすのである。それゆえ、もし彼が煙草を全部吸ってしまったなら、彼は生きることを放棄しようとしている。

希望とは、喜びへの期待である。いますぐに喜びが与えられないとしても、いつか喜びが得られるという期待があるだけでも、人は生き続けることができる。

しかし、現実の喜びだけでなく、希望さえも失ったとき、人はもう生きられない。

人に無条件に喜びを与えてくれる仕組みが、愛着を支えているオキシトシン系である。愛着する存在に対して、変わらない思いを持ち、その存在を信じることができるだけで、その人は生きられるのである。

しかし、愛着する存在を持たなかったり、愛着する存在がいても、その関係が不安定で、いつ憎しみや怒りや失望に変わるかもわからない脆《もろ》いものであるとき、そして、それを代償する喜びまで失われたとき、人は死へと向かってしまう。

その違いは、大地が平らで安定しているか、谷底に向かって傾いているかの差のようなものである。

いつも踏ん張って、落ちないように頑張っている間は、どうにか生きていられるが、頑張り続ける気力さえなくしてしまったとき、もはやその人を転落から守ってくれる支えは存在しない。

それが、愛着障害が、死に至る病だという意味なのである。

第5章　愛着障害の深刻化と、その背景

愛着障害は昔からあった――漱石の「死に至る病」との戦い

文豪・夏目漱石もまた、愛着障害とそれに起因する心身の障害である、愛着障害関連障害に苦しんだ一人である。

漱石は、母親が年をとってからの子だったため、母親は漱石の誕生を「面目《めんぼく》ない」と感じ、厄介者扱いして古道具屋に里子に出した(＊44)。だが、姉が様子を見に行ったときに、店先に籠《かご》に入れられて放っておかれているのを見て、可愛そうだと言い出したので、いったん実家に戻された。

二歳にならないときに、再び養子に出され、子どものいない夫婦に引き取られた。だが、養子に行った先の夫婦は仲が悪く、始終ケンカをするうえに、どちらも性格的に変わった人で、自分たちが育てたことを恩着せがましく言ったりした。

幼い漱石は、わがままで、強情で、気むずかし屋だったが、もう少し大きくなると、反抗的でやんちゃな一面を見せるようになった。「親譲りの無鉄砲で小供の時から損ばかりしている」とは、『坊ちゃん』に描かれた主人公だが、親からあまり可愛がられず、女中の清だけが彼の味方だったという設定には、漱石自身が味わった淋しい境遇が反映されている。

そんな漱石も、いつまでもやんちゃ坊主だったわけではない。気むずかし屋の一面があり、帝国大学を優秀な成績で出たにもかかわらず、東京でうまくやれず、松山や熊本に飛び出していったのも、固陋《ころう》な性格が少なからず災いしたとはいえ、少なくとも表に出る態度には、多動や衝動性の兆候はみられなくなっていた。

どちらかというと抑制が利きすぎ、感情も内に秘める傾向が強まっていた。熊本時代の漱石の写真などを見ると、病的なほど繊細な印象を受け、松山時代までの気っぷの良い、弾けぶりは影をひそめ、沈潜の時期が始まったことを感じさせる。

熊本時代の終わりを告げたのは、ロンドン留学の官命だった。そして、留学先で漱石は、幻聴や妄想に苦しむようになる。二年後帰国しても、しばらくはその名残が続いた。幻覚や妄想から漱石を救い出したのは、創作活動だった。まるで幻聴や妄想を生むエネルギーが、数々の文学作品に姿を変えていったかのようである。

だが、それで愛着障害という「死に至る病」からすっかり解放されたわけではなかった。妻や子に暴言を浴びせることは日常茶飯事で、小さな物音にも苛立ち、些細なことで女中をクビにした。いたたまれなくなった妻が、子どもとともに実家に避難したこともあった。

それだけではなかった。彼の苛立ちは自身の体をも蝕《むしば》んでいた。愛着障害を抱え、長年ストレスにさらされ続けてきた体は、彼の精神に劣らず傷ついていた。絶えず締め切りに追われる作家生活は、その脆弱な心身を極限まで酷使したに違いない。胃潰瘍が次第に悪化し、ついには命を奪うこととなった。

漱石の生涯は、まさに愛着障害という「死に至る病」との戦いに明け暮れたものだともいえた。その戦いの中で、彼は優れた文学作品を生み出した。それは彼が正気で生き続けるために必要な営みであり、安全基地だったのか。

だが、「則天去私」の心境を目指した漱石も、すっかりその境地に行き着いていたわけではなかった。晩年の『道草』には、養父に金を無心される忌々《いまいま》しい心境が語られている。それとも、それを公にできるところまで回復していたというべきなのだろうか。

愛着障害を抱えた子はかつて、大部分が亡くなっていた

漱石の例を出すまでもなく、里子に出されたり、親を失ったりする子は、時代を遡るほど、多かったに違いない。親に育てられない子や親の愛を知らない子も、巷《ちまた》にあふれていたに違いない。

さらにいえば、愛着障害の歴史は、人類の発祥の歴史よりも古いかもしれない。なぜなら、

人類がまだサルやもっと下等な哺乳類だった頃から、愛着障害は存在したはずだからだ。

昔から存在した愛着障害だが、それが今日ほど深刻な問題となることはなかった。孤児や遺棄児、養子、里子などに生じる特殊な問題にとどまり、一般の市民の関心の対象にはなりにくかった。今日のように、普通の家庭の子どもも少なからず悩む問題となったことは、あまりなかったのである。

それがなぜ、これほどまで身近な問題として、また愛着関連障害の急増として、目につくほどの事態に至っているのだろうか。


それに対する一つの答えは、深刻な愛着障害を抱えた子は、かつて成人になるまで生き延びることができなかったという事実に求められるだろう。そもそも子どもの死亡率は非常に高かったが、深刻な愛着障害を抱えた子は、大部分が幼児期に亡くなっていたのである。

十九世紀における乳幼児の死亡率は、イギリスで二五％、フランスで三〇％、イタリア、スペインでは四〇％を超えていた。一九〇〇年におけるアメリカの都市部では、満一歳になるまでに亡くなる子どもの割合は、三〇％に上った。一般家庭で育った子どもでも、それだけ亡くなっていたのである。遺棄された子どもや施設に入れられた孤児たちの死亡率は八割にも上った（＊45）。

生き残ることができたのは、誰かが親身になって守ってくれたか、裕福な家にもらわれていったなどの幸運に恵まれたケースであった。二歳で両親を亡くしたエドガー・アラン・ポーが生き延びることができたのは、裕福な商人の家にもらわれていったという幸運があったからだ。

愛着障害が表舞台に出ることになった要因は？

その状況を劇的に変えたのは、一九四〇年代にペニシリンが発見され、肺炎などの感染症で亡くなる子どもが激減したことによる。このおかげで、一九四〇年代の終わりまでに、アメリカでの乳幼児の死亡率は五〇％も減少したのである。敗戦国だった日本でも、戦後、ペニシリンが急速に普及し、死亡率が大幅に下がる。アメリカでも日本でもベビーブームが起きたが、生まれてきた子どもたちは、ペニシリンの恩恵を受けた最初の世代でもあった。

こうして一九五〇年代以降、ペニシリンなどの抗生物質の登場により、愛着障害を抱えている子でも生き延びることができるケースが増えたと推測される。

しかし、一九六〇年までの劇的な改善に比べれば、それ以降の乳幼児死亡率の低下は、緩やかなものであった。それに対して、愛着障害の指標ともいえる、境界性パーソナリティ障害や子どもの気分障害、摂食障害、ＡＤＨＤなどは、一九六〇年代頃から目立ち始め、一九八〇年代、九〇年代と、加速度的にその猛威を増したのである。乳幼児死亡率の減少だけでは、この指数関数的な増加を説明することは難しいと思われる。

愛着障害をバーストさせる促進要因が、他に働いていたはずである。

多少の時期のずれはあるものの、これらの障害は、いずれも一九六〇年代頃を一つの境目として目立つようになり、その二、三十年後には爆発的な増加とともに、より身近で、深刻な問題となっている。

これは、単なる偶然なのか。それとも、共通する要因が存在するのか。

これらの障害はいずれも、不安定な愛着と強い結びつきを示すのであるが、それだけではなく、不安定な愛着を示したケースでは、その後、これらの障害の発症リスクが高まることから、親子の愛着を脅かし、不安定にしてしまう何らかの事態が、共通因子として関わっているのではないかと、強く疑われるのである。

愛着を脅かす代表的な要因は、虐待、ネグレクト、養育者の交代である。そうしたことが起きやすくなる状況が、果たして存在していたのか。日本は戦後の混乱のため、信頼できるデータがあまりない。統計が整っているアメリカで、その歴史をたどりながら、何が生じていたのかをみていこう。

虐待との関係——社会問題化した六〇年代

まずは、虐待である。

虐待がアメリカにおいて、医学的なテーマとして本格的に取り上げられたのは、「バタードチャイルド（被虐待児）症候群」という用語が最初に用いられた一九六二年が最初である（＊46）。その頃から、乳幼児が親から身体的な虐待を受けるというケースが、医者の目にもとまり始めたことになる。

実際、この用語は、十年もしないうちに、広く使われる言葉となっていく。虐待は社会問題となり、六〇年代から七〇年代にかけて、アメリカ各州で虐待防止に関する法制度が急速に整備された。

もちろん、虐待はずっと以前から存在した現象に違いないし、経済的、社会的事情で子どもを育てられず、子どもを遺棄するということもしばしば起きた。また、生活に余裕がなく、子どもを学校に行かせずに働かせたり、子守をさせたりするということも、当たり前に見られた。

しかし、それでも、それまでとは質的に違う何かが起きていたので、医師たちも注意を払わざるを得なかったのだ。その質的に違う何かとは、乳児に対して暴力をふるうといった、それまでの常識では理解しがたい異常な行動が、経済的には、はるかに裕福になった時代において起きているということであった。

戦勝国であり、戦災の影響もほとんど受けず、近代的な工業化を成し遂げたアメリカは、一九六〇年代、繁栄の頂点にいた。工場で働く普通の工員が、三千ドルの月給をもらうことも珍しくなかった。当時一ドルは、三六十円だったので、日本円にすると、およそ百万円である。半世紀前に、百万円の給与をブルーカラーの工員が手にすることのできる時代があったのである。

それほどの豊かさを謳歌《おうか》しているはずなのに、いたいけな赤ん坊を床や壁に叩きつけるような振る舞いをする母親がいるというそのギャップに、専門家も戸惑わずにはいられなかったのだ。

一体、何が起きていたのだろうか。

それを理解するには、愛着にとって脅威となる他の要因も考慮に入れる必要があるだろう。

働く女性の増加と結果的なネグレクト

そこで浮かび上がるのは、アメリカでは一九五〇年代以降、女性の職場進出が進んだということである。六〇年代、七〇年代は、六歳以下の幼い子どもを、保育所などに預けて働くというライフスタイルが急速に広まった時期でもあった。

岩井八郎氏の論文（＊47）によると、アメリカでは第二次世界大戦が終わったばかりの一九四〇代後半では、六歳から十七歳の子どもを持つ女性の約二五％、六歳以下の子どもを持つ女性の一〇％前後が就業していたのが、一九八〇年には、それぞれ約六〇％、四五％にまで増加した。注目すべきは、子どもが就学する前に働く女性が大きく増えたことである。

一九八〇年代初めに、アメリカ・テキサス州にある二百四十六郡の公的記録を解析した研究によると、母親が働きに出て不在になりがちなことは、社会経済的な状況とは別に、ネグレクトのリスクを押し上げていた。女性の職場進出の背後で、子どもにかける手間や時間はある程度犠牲にせざるを得ず、それがネグレクトにまでいたってしまうケースも増えることになったと考えられる。

わが子を、母親以外の手に預けて働くことを強いられるわけだが、母子が離ればなれになる時間があまりに早かったり、あまりに長時間だったりすると、愛着が不安定になりやすいことが知られている。一九八〇年代にアメリカで行なわれた研究によると、生後一年以内に母親以外の人が世話をしたケースでは、母親との不安定な愛着のリスクが高まるだけでなく、息子の場合には父親との愛着も不安定になりやすかった（＊48）。結局、親と関わる時間が減ることが、家族をぎくしゃくさせることになったのだ。

もちろん、働いていても、子どもとの間に安定した愛着を形成できることもあるのだが、何らかの不利な要因が重なると、子どもはかまってもらえない寂しさをうまく乗り越えることができず、親の方がいくら大切に思っていても、ネグレクトしたのと同じ結果になってしまうのである。

忙しくなった親に、結果的にネグレクトされて育った子どもたちは、どうなるのだろうか。

もっとも敏感な子どもたちは、幼いうちから、多動や衝動性、見境なく人に接近する傾向、逆に、不安の強さや自閉的な傾向を示すこともあるが、多くの子どもたちは、一見すると何事もないかのように、新しい状況に適応しているように見える。

異変が目立つのは、思春期を迎えた頃からである。落ち込みや苛立ち、不安を表し始め、勉強する意味がわからなくなったとか、自分が何者かわからなくなったと言い出して、急に無気力になったりする子もいれば、自分に愛される価値がないと悩み、自傷をしたり、薬物を乱用したりするようになったり、年上の異性や危なっかしい先輩とつきあい始め、注意すると急に反抗的になったりする。なぜ、わざわざ自分を損なうようなことをするのか、親にはさっぱり理解できない。

だが、中には、そうした落とし穴に陥ることもなく、順調に社会に出て、うちの子は大丈夫だと安心していると、最後に思いもかけない落とし穴が待っていることもある。彼らが抱えた問題が、もっとも露呈しやすいのは、パートナーとの親密な関係を築いたり、彼ら自身が親になって、子育てをしようとするときだからである。

子どもを愛せない親の急増

愛着障害の人が抱えやすい最大の困難は、子育てがうまくいかないというよりも、そもそも子育てに対して意欲や熱意を持てないということである。親から適切な愛情や世話を受けずに育った愛着障害の人にとって、子どもの世話をすることは、喜びよりも苦痛ばかりが大きくなってしまう。そもそも子どもを愛せず、煩わしく感じてしまうことも少なくない。

四十代はじめの女性Ｎさんは、子どもや夫に対してキレてしまうことを繰り返していた。それは、子どもが不登校になった頃から激しくなっていたが、もともと潔癖なところがあり、子どもがＮさんの言う通りにしなかったりすると、イライラして突き放すようなことを言ってしまっていた。

それでも、子どもが勉強を頑張って、成績も良かったうちは、まだ許せていた。ところが、学校を休みがちになり、進学どころの話ではなくなったことで、急にすべてが虚しくなり、子どもに対しても怒りが抑えられなくなったという。

思い返すと、Ｎさんは、子どもがもともと嫌いだったという。抱きついてきたり、オッパイを吸われたりするのも嫌で、つい拒否してしまったこともあった。子どもは母親の顔色をうかがい、機嫌をとってきたり、隙があれば甘えてこようとしたが、そんなときも、「煩わしいな、この子」としか思えなかった。

教育のこととなると、一生懸命になれた。愛し方がわからなくても、勉強をやらせることは、目的がはっきりしているのでやりやすいからだ。娘も母親に認めてもらおうと、勉強を頑張っていたので、成績も良かった。ただ、百点をとるのが当たり前になって、九十五点でも、「何を間違えてんの！」と、できなかったところばかりを厳しく責め立てた。

Nさん自身も、教育に熱心な家庭で育った。母親はどの大学に進むかということにしか関心がなく、親子の会話は、勉強のことか、誰それがどこの大学に行ったとか、親戚の子がしょうもない大学にしか行けなかったといった話ばかりだった。母親からは、Nさん自身がどんなことに興味を持っているかとか、どんな気持ちでいるかといったことを尋ねられたこともなかったし、母親は、人はするべきことをしたらいいという考え方で、気持ちなどは、余計なものくらいにしかみていなかったようだ。

Nさんもいつのまにか、母親と同じように、一流の大学に進むことこそが価値だと思うようになっていた。塾に通い、勉強にも励んだ。その甲斐あって、超一流とはいかなかったが、偏差値もそこそこ高い進学校を経て、中堅クラスの大学に進むことができた。特別にやりたいことがあったわけではないが、名の通った会社に入り、とりあえず無難に就職もできた。

たった一度だけ恋愛をしたことがある。だが、プロポーズされたとき、急に縛られるのが怖くなって断った。結婚など、本当は興味なかったし、男の人に体を触られるのも正直好きでなかった。

それでも、年齢が上がるにつれて、周りが結婚していき、母親からもせっつかれるようになったとき、たまたま交際を申し込んできた今の夫を、結婚相手に選んだ。別に好きだったわけでもないが、学歴が高かったので、まあ、いいかと思ったのだ。

だが、セックスをしたのは初めの頃だけで、娘ができてからはほとんどセックスレスになった。女としての不満を感じることもあったが、煩わしさの方がもっと強かった。気のない反応しか返さない妻に、夫も求めてこなくなった。

希望といえば、娘が良い高校、良い大学に進んでくれることだったが、娘が学校にさえ行けなくなったことで、その希望さえも崩れ去ってしまったのだ。今では、あんな子は生きていても意味がないので、早く死んでくれたらいいとさえ思ってしまうことがあるという。

ありのままの子どもを愛せない

ありのままの子どもを愛せない親にみられやすいのは、勉強や習い事、スポーツなどに熱心に取り組ませ、優れた能力や才能を子どもが発揮することばかりを期待することだ。子どもも自体をあまり好きではなくても、優れた能力や才能ゆえに、子どもを愛することができるからだ。

オキシトシン系による愛着をベースにした本来の愛情は、その子をありのままに肯定し、安全基地を提供するものであるが、そこがうまく働かないため、子育ての喜びが、何かの目標に向かって頑張り、成果を出すというドーパミン系（報酬系）をベースにした、努力と達成による満足感に置き換えられる。

それは、本来の愛情というよりも、熱意といった方がいいだろう。教育熱というべきものに親もとらわれ、それに熱中することで、子どものために頑張っているような気持ちを味わうのである。その人自身がオキシトシン系の働きが弱く、自然な愛情が抱きにくい場合には、取り組みやすい代替行為となるのである。

ただ、それは無条件にその子を受け止め、共感し、肯定する愛情とは、決定的に異なっている。子どもが努力しても目標を達成できなくなったり、もうその努力自体を放棄してしまうようになったとき、Nさんがそうなったように、わが子を「失敗した存在」としか見ることができず、心の中で見捨ててしまうということになってしまいやすいのだ。

子どもを愛せない背景——①ありのままの自分が愛されなかった

子どもが可愛くない、子どもを愛せない、煩わしいと感じる母親は、急速に増えている。同じ子どもでも、一人は可愛いが、もう一人は可愛くないという場合もある。溺愛するほど可愛がっていたのに、あるときから手のひらを返したように愛情が薄れ、腹立たしさや怒りの方が強まってしまう場合もある。

何が起きているのだろうか。

子どもが可愛くない、愛せないという場合、背景としてまず多いのは、その人自身が親からありのままの自分を愛されておらず、安定した愛着が育まれていないという場合だ。そういう人がしばしば口にするのは、「自分さえも愛せないのに、子どもなんか愛せる自信がない」ということだ。「自分と同じような不幸な存在を増やそうとは思わない」という言い方をする場合もある。

ある意味、その人自身が子ども時代の課題を引きずっていて、子ども時代を卒業できないでいる。その人は、まだ子どものように自分の方が優先され、愛される必要があるのだ。

そんな状態なのに子どもを持てば、ただでさえ危うい状況を、さらに脅かすことになってしまう。子どもは自分にとってライバルや侵入者となってしまい、無意識の敵意を向けかねない。

そのことを本能的に感じ取っているから、「子どもなんか、ほしくない」「子どもは嫌いだ」と思うのである。それは、正直な発言であり、正しい認識だともいえる。そこを無理して親になってみても、どちらにとっても不幸な状況にならないとも限らない。

ただ、妊娠・出産を経て親になり、子どもの世話をするという体験の中で、その人自身が大きく変わる場合もある。生物学的なメカニズムにより、分娩時や授乳時にオキシトシンが大量に分泌され、愛着が活性化されるためである。

子どもなんかいらないと思っていた人も、可愛いと感じ、子どもの世話にすべてを忘れて打ち込むようになることも珍しくない。実際に子どもを持って、人生が変わったと感じる人も少なくない。

そこには正解はない。その人が自分なりの正解を出すことしかできない。

子どもを愛せない背景――②世話をする機会の不足

子どもが可愛くないと感じてしまうもう一つの要因は、「子どもの世話をする機会が不足する」ことによって起きる。こうしたことは、子どもが幼い頃から働かざるを得なかった女性で、しばしばみられる。

経済的な理由や職業上のプレッシャーにより、ゆっくり子育てをすることよりも、仕事の方を早くから優先せざる得ない状況に置かれることもある。一歳にもならないうちに、祖父母に面倒をみてもらったり、託児所や保育所に子どもを預けて働く場合、母親との愛着が不安定になりやすい。

その意味は、子どもの側も母親に心からの親しみを感じなくなり、母親も子どものことを心から愛せなくなっていくということだ。その傾向は、子どもが大きくなるにつれて強まっていく。

愛着は、世話をすることで育まれる。実際に手間暇をかけて、可愛がらなければ、いくら生活費を稼いで、経済的に子どもの暮らしを支えても、愛着は育まれないのだ。愛着は相互的な仕組みであるため、世話をせずに子どもが懐かなければ、親の方も可愛いと感じられない。自分が実際に世話をした子と、あまり手をかけなかった子を比べた場合、自分が世話をした子の方が可愛く感じられてしまう。生物学的仕組みとして、そうなっているのだ。

祖母に面倒をみてもらったような場合、子どもからすると、本当の母親というべき存在は祖母の方で、母親の方は、よそのお姉さんかおばさんのような存在に感じられ、本当の親しみを感じられないという場合もある。いずれ祖母は亡くなる。母親と子どもが残されるのだが、子どもは母親に違和感を覚え、母親も、心を開かないわが子を扱いにくいと感じたりする。

愛着には合理主義的な効率論は通用しない。世話を省いて、美味しいところだけとろうとしても、後で必ずそのツケが回ってくる。自らどれだけ手を汚したかが、正直に表れるのだ。

子どもを愛せない背景――③理想を求めすぎてしまう

もう一つは、子どもに自分の理想像を求めすぎたり、完璧な子育てをしようとする場合だ。親は子どものことを誰よりも考えていると思っており、実際にそうでもあるのだが、愛着の安定性という観点でみると、理想を求めすぎることは、安定した愛着を育みにくくなってしまう。

安定した愛着のためには、安全基地となることが必要で、そのためには、応答性やほどよい世話、共感性が大事だということを述べたが、理想を求めすぎることは、この応答性や共感性の面で、安全基地ではなくなってしまうのだ。

相手の求めていることを感じ取って、それに応えるのが共感的応答である。ところが、完璧主義な母親は、自分が理想とする基準を子どもに求め、子どもが求めているかどうかにお構いなく、一番良いとされていることを押しつけてしまう。子どもの主体性はつねに侵害されてしまい、強制収容所で、日々、拷問を受けているような状況になりかねないのだ。

その親が愛しているのは、自分が期待する理想のわが子、良い子としてのわが子であり、そうでない子ではないのである。完璧な子育てをして、優れた立派なわが子になってほしいという思いが非常に強い場合、その思いに反し、わが子が期待外れの悪い子であることは、許しがたいと感じられてしまう。

つまり、期待通りの良い子であるときには、心から愛することができるが、期待外れの悪い子になったとき、拒否や否定で反応してしまう。

それは、子どもの側からはどう見えるかというと、自分が「良い子」のときは、「良いお母さん」だが、自分が悪い子になると、「悪いお母さん」になって、愛してくれないということである。愛してもらいたければ、「良い子」でいないといけないという制約を抱えることになる。これは、心から安心した関係というよりも、何かの拍子に拒否や攻撃に豹変《ひょうへん》しかねない危うさを伴った関係である。これこそが、両価型と呼ばれる不安定な愛着の形にほかならない。

お母さんの前では本音が出せない。いつも「良い子」を装っていても、それは本当の意味で受容されているのではない。ときに悪い子の部分が出てしまうと、母親から激しい拒否や否定が返ってくる。そうしたことを繰り返す中で、自分の中には、表に出すと拒否されてしまうような悪の部分があって、そういう二面性や暗闇を抱えた存在であるような心の構造を作り出してしまう。

その子は、将来、伴侶となった人のパートナーになり、親となったとき、「良いパートナー」「良い親」でいるときと、「悪いパートナー」「悪い親」になるときの二つの顔が、両極端に表れやすくなる。とても優しく、理解のあるパートナーや親が、何かの拍子に豹変して、鬼のように怒り狂い、攻撃的になるのだ。

養育者の交代と離婚

急増する愛着障害の原因として、もう一つ重要なのは、養育者の交代である。養育者の交代は、親との死別や別居、離婚、再婚などに伴って起きやすい。

このうち、六〇年代以降、死亡率は低下傾向にあり、親との死別も減っていると考えられる。

一方、増加傾向にあるのが、言うまでもなく離婚である。アメリカの離婚率は、一九六〇年を境に急増し続け、一九八〇年以降は高止まりした状態となっている。一九六〇年代、七〇年代は、離婚が増えた時期でもあった。

あんなに可愛がっていた子が、急に可愛くなくなったり、その子を虐待するようになってしまうという場合、配偶者との関係悪化が影響していることも多い。その子の父親（母親）との関係が悪化したり、他に彼氏（彼女）ができたりすると、その子が邪魔者になったり、重荷になってしまうという状況もある。

離婚も含め、もちろんその子には何の非もない。親側の勝手な都合や事情に過ぎない。子どものことよりも、親自身の人生や自己実現を優先することが是とされる個人主義の時代においては、子どもの立場は流動的なものとなりやすい。

産科的要因や、養育方法の近代化

もう一つ、愛着を脅かす要因として疑われているのが、産科的な要因の関与である。中でも影響が大きいものとして、新生児室での管理が一般化したことである。

近年の研究で、安定した愛着を形成するための臨界期には二つあり、一つは生後六カ月から一年半であることが以前から知られていた。実はもう一つ愛着形成にとって敏感な時期があり、それは、生まれてから数時間なのである。その時間、できるだけ母親のそばに置いて過ごすことができると、その後の愛着が安定しやすいのである。

ところが、新生児は、分娩後、新生児室に移され、そこで過ごすことが一般的になった。産科での分娩が広がり始めたのは一九五〇年代からで、日本では、一九六〇年代に急速に定着した。

そうした対応がとられるようになったのは、新生児の状態を効率的、衛生的に管理するためであり、また、分娩で疲れた母親を休ませるためでもあった。ところが、それが余計なお節介となってしまった可能性があるのだ。

新生児室での管理や、母親と過ごす時間を制限するということを見直している産院もあるが、そうした動きが広がることを期待したい。せめて、生まれてすぐの時間は、母親と新生児が顔を合わせ、短時間でもスキンシップをとれるようにする配慮が必要だろう。

人工乳は改良が進み、成分などの面では、母乳と遜色がないまでに改善されてきている。ただ、母乳を吸われると、母親の体内ばかりか、脳内でオキシトシンの分泌が促進される。その点だけは、人工乳の成分をいかに改良しようとも、補いきれない。

しかも、母親の職場進出の影響で、離乳の時期が早まる傾向にあるとされる。

チンパンジーは、人間と同じくらい長い幼児期を持ち、九歳頃に思春期を迎え、大人になるまでに十数年かかる。離乳は三歳から七歳頃、平均で五歳くらいだという。昼間は群れの仲間と過ごすようになっても、離乳までは、夜は母親にくっついて過ごす。

チンパンジーよりさらに進化し、さらに長い子ども時代を持つ人間は、十～十二歳頃に思春期を迎え、成熟に十八～二十年を要する。ところが、離乳は二歳頃と異常に早まっているのだ。しかも、母親のお乳は早々と止まってしまい、人工乳で代替しているということも多い。

文化人類学的な研究によると、このような早期の離乳は、西欧社会に特異的な現象であり、元来多くの社会では、もっと遅くまで母乳を与えるのが一般的だった。七歳かそれ以上の年齢まで与える例も知られている。

今日のミルクが、栄養学的には母乳と遜色がないほど改良されているとしても、愛着への影響は免れないだろう。女性が働くために、一番の障害になることの一つが、授乳である。女性の職場進出は、人工乳の開発によって支えられてきたともいえるが、栄養面とは別の部分で、子どもたちにしわ寄せがいかざるを得なかったと思われる。

愛着障害の再生産

一九六〇年頃を起点として、アメリカ社会では、女性の就労率の増加、離婚の増加が、虐待の増加と並行する形で生じていた。それを支えるために人工乳が普及し、離乳が早められた。また、近代的な設備の整った産院での出産が一般化し、新生児室が普及したのも、その時期であった。

これらはいずれも、愛着障害や不安定な愛着のリスクを増大させると考えられる。そして、一九六〇年代以降、最初は徐々に、その後勢いを増して、愛着障害や不安定な愛着との関連が強い疾患や障害が広まっていくのである。

そこには、愛着障害の世代間伝播と再生産の仕組みが関わっているだろう。

何らかの事情で、不安定な愛着しか育まれなかったとき、適切な手当てや支援を受けなければ、その人が親になったとき、適切な養育ができず、その子どもが愛着障害を抱えやすくなる。

そうした場合、問題は緩和されるというよりも、世代を経るごとに深刻化していきやすい。第一世代では、親は安定した愛着を持っていて、ただ忙しくて子どもに関われなかっただけかもしれない。しかし、第二世代になると、もともと不安定な愛着を抱えていて、子育てに困難を抱えやすいうえに、社会進出がいっそう進む中で、職場から求められる負担も大きい。そうした中で、虐待も起きやすくなるだろう。その子どもは、より深刻な愛着障害を抱えやすくなる。その第三世代の子が、親になって、さらに子どもを育てるのである。パートナーも愛着障害を抱えやすく、夫婦の関係も不安定になりがちだ。困難は増さざるを得ない。社会的なサポートによって、母親を守る手立てを講じない限り、この悪循環は止められない。

価値観の変化――伝統的な倫理と宗教の衰退

ライフスタイルだけでなく、個人主義や効率主義を信奉する価値観の変化も、愛着を維持するのにとっては不利な状況をもたらしているだろう。

家族の絆を安定させ、虐待やネグレクトを防ぐうえで、大きな役割を果たしていたと考えられるのが、宗教や、それと深く結びついた社会の倫理観である。そうした倫理観の変化は、教会や寺院を核とするコミュニティが崩れていくプロセスともリンクしていたであろう。

宗教や信仰は、人々の心の拠り所としての役割を次第に失っていきつつあるが、それが目立つようになったのも、一九六〇年代以降からである。

アメリカの統計によると、一九五〇年から六〇年の時点で、無宗教の人は、わずか二%で、ほぼ一定していた。ところが、一九七〇年には、三%と増加を示し始め、一九八〇年には、七%と増加の勢いを増し、二〇一〇年には一四%、二〇一八年には二〇%に達している(＊49)。アメリカでもっとも多い伝統的なプロテスタントの割合は、減少に歯止めがかからない状況だ。

宗教の一つの役割は、愛着障害からわれわれを守ること、つまり「死に至る病」に救いを用意することにあったといえるかもしれない。親のいない子、親に愛されない子にも、等しく神や仏の愛が注がれるという信仰は、欠落を補う強力な装置であった。この世の移ろいやすい愛よりも、もっと不変の偉大な存在の愛を信じ、感謝することによって、不足した愛への怒りや不満や悲しみを乗り越えることができた。

宗教がその機能を失う中で、愛着障害が顕現化している面も否定しがたいことに思える。ただ、その一方で、宗教がその機能を果たすどころか、逆に愛着障害を生む要因となってしまうケースも、しばしばみられる。

典型的なものは、母親が新興宗教などにのめり込み、子育てや家事をおろそかにして、子どもが寂しい思いを味わっていることにも気づかないというケースや、宗教的な教義や営みを子どもに強要し、少しでもそこから外れると、厳しく叱ったり、否定的な言葉を投げつけたりして、子どもを心理的に虐待しているというケースである。

いずれも、家庭が信仰によって温かく穏やかなものとなり、安全基地としての機能を高めるというよりも、緊張感や不安を高めたり、本人の主体性を侵害することによって、危険基地となってしまっているといえる。

形骸化した伝統的宗教も、過激なカルト宗教も、愛着を安定化させ、本来の絆を守る機能を担えていない。温かいコミュニティを作るための寛容の精神を育み、人と人とのつながりを支える仕組みとして働くというよりも、主体性を奪う支配やコントロールをエスカレートさせがちだ。愛着障害の克服ではなく、虐待の再生産を担ってしまうということにもなりかねないのである。

キルケゴールの「死に至る病」——絶望の分析

キルケゴールや、彼と同時代のキリスト教を信仰する人たちにとって、肉体は死んでも魂は不滅であるという観念が共有されていた。つまり、肉体的な死は、死ではないということになる。だからこそ、「死に至る病」という言葉は、不滅であるはずの魂の死を意味し、それゆえ、キリスト教を信仰する人にとっては、ショッキングなタイトルであった。不滅であるはずの魂の死とは何か。

キルケゴールの「死に至る病」とは、絶望、つまり神を信じられないということを意味する。今から百七十年前、十九世紀の中葉において、こうした著作がなされたということは、当時すでに、神を本気では信じられない人が、ヨーロッパのプロテスタント圏において広がり始めていたということを意味する。

キルケゴールの絶望についての分析の特徴は、心理分析だということである。といっても、具体的なケーススタディはなく、一般的な考察だけからなる抽象論に終始する。

それでも、この書が後世にまで大きな影響力を持ったのは、絶望の形態を三つに分類することで、問題についての理解を一気に深めることに成功したということが与《あずか》っている。

それまでの哲学的な議論では、「人間というものは」という一般論を脱することができず、問題が摘出されにくかったのだが、キルケゴールは、絶望には三つのタイプがあると区分けすることで、絶望を自覚していない人さえも、実は絶望を抱えているということを指摘し、さらには、絶望を自覚していて自分自身から逃れようとするタイプと、絶望を自覚していて自分自身であろうとするタイプがあることを指摘することで、絶望した人に伴う不可解な行動を説明可能にしたといえる。

個人に責めを負わせる――キルケゴールの厳格さと罪の意識

キルケゴールは、個人主義をさらに突き進めた実存主義の先駆的思想家とみなされているが、彼らしい輝きを放ったのは、彼が絶望を、神の問題や世界の問題として扱うのではなく、個々の人間の心理的な問題として捉えようとした点にある。

つまり、神や世界に対して絶望しているのは、自分自身に対して絶望しているためだというのである。自分自身への絶望が、神を信じられないという形で表れているということになる。まさに視点を逆転させたのだ。

キルケゴールは、帝王であろうと望んだ者が、帝王になれなかったときに絶望するのは、帝王になれなかった自分に絶望するのであると述べ、外なる現実に対して絶望しているかにみえるが、実は、思いを遂げられない自分自身に絶望するのだと説く（＊50）。だが、そうなると、神を信じられないことさえも、その人に責任があるということになる。実際、キルケゴールは、「絶望は罪である」と述べる。

個人主義が勃興《ぼっこう》し、隆盛を迎える時代において、個人の主体的関与や努力の重要性を説くキルケゴールの思想は高く評価されてきた。

だが、たとえば、母親に愛情をもらえない子どもがいたとして、(そういう子どもは、悲しいことに、あふれている)、その子が絶望する場合を考えてみよう。

そうした場合、その子は自分を愛せないことが普通だ。神はともかく、他人や世界を愛することにも困難を抱える。それは、もっとも本来的な意味での絶望だといえるかもしれないが、キルケゴール流の理屈でいうと、その子は自分に絶望しているから、母親にも誰にも愛されないのだということになる。

確かに、その子は、母親に愛されない自分に絶望しているのだろうが、自分に絶望しているから、母親に愛されず、母親を信じられないのではない。むしろ先に起きたことは、母親に適切に愛されなかったという現実である。それは、彼のせいではないし、それを罪だというのは酷ではないか。

愛を手に入れられなかった幼子は、自分自身というものを認識するよりも先に、他者や世界に対する怒りと絶望を抱える。自分自身に絶望することが先に始まっているわけではない。

それが、先にあるようにみなすことは、事実をひっくり返すことに等しい。個人の責任や努力を重視するあまり、個人にはどうしようもないことにまで責めを負わせ、なんとかしなければならないと、その努力と責任を強いること。そこにこそ「死に至る病」を生む本当の要因があるようにも思える。

そんな目に遭えば、絶望するのはもっともなのだ。むしろそこを受け止めることから出発すべきである。

絶望することさえも許されず、叱咤しようとするキルケゴールの思想の根底にあるものは、やはり頑張らないと生きる価値がなく、不朽の命に向かって努力し続けなければならないというプロテスタンティズムの価値観であり、また成功した商人の考え方であったように思える。

キルケゴールは個人の主体的関与に重きをおく実存主義哲学の先駆けとして、その声望は不滅だが、客観的な事実はどうかと考えたときに、自分の与えられた運命の前に、個人はあまりにも無力で、ただ翻弄されるしかない受動的な存在だということも否定しがたいように思える。主体的に生きようとして、個人が変えていけることは、あまりにも限られている。にもかかわらず、変えていこうとしないのは罪だと言われては、それこそ絶望してしまう。

豊かな家に生まれ、何不自由なく育ったはずのキルケゴールは、なぜそこまで自分に厳格な生き方を強いねばならなかったのだろうか。

キルケゴールが隠し続けたこと

そんなふうに自分を追い詰め、頑張って、神に認められるような恥じない生き方をせねばならないというキルケゴールの信念は、父親譲りのものだったかもしれない。

その父ミカエルは、極貧の農家に生まれ、自らも幼い頃から牧童として働いた（＊51）。その境遇に神を呪うこともあったという。単に仕事のつらさや空腹からというよりも、もっと精神的につらい状況があったのだろう。

ミカエルは、十二歳のとき、故郷を離れ、コペンハーゲンに出てくる。そこで猛烈に働いて、チャンスを掴むと、自分で商売を始め、みるみる事業を拡大していった。がむしゃらに働き続けたため、やっと家庭を持ったのは三十七歳のときであった。

当時は、若いうちに働いて、経済的なステータスを得てから結婚するということも多く、ことに男性は晩婚のケースも珍しくなかったというが、ミカエルも若い頃、家庭的な幸福には脇目もふらず、必死でビジネスに打ち込んだといえる。

生涯、金銭を稼ぐための仕事をしなかったキルケゴールだが、勤勉さという点では、父親に似ていた。自宅には、執筆用の机が三つばかり置かれていて、アイデアが浮かぶと、ただちに執筆に取りかかれるように、ペンと紙が用意されていた。病弱だったにもかかわらず、絶えず原稿を書き続け、四十二年の短い生涯のうちに、膨大な原稿と作品を残した。

一つ謎とされているのは、その膨大な原稿のどこを探しても、ただの一言も、母親について触れた箇所がないということだ。母親などまるで存在しなかったかのように。

心理臨床の世界でも、しばしばこういう現象がみられる。意図的というわけでもないのだろうが、家族の一員について、いっさい触れられないという状況だ。まるでその存在がいないかのように、何も語ろうとしない。他の家族については、山ほど語っているのに、不自然なまでに沈黙を保つのだ。

プルーストの『失われた時を求めて』には、一言も弟についての言及がない。プルーストは、独占していた母親を奪った弟を、作品から消し去ることで、無意識の復讐を果たしたのだろうが、キルケゴールの場合、その沈黙の意味は、何だったのだろうか。

自分自身に抱いていた絶望と罪の意識

キルケゴールの母親は、女中として、キルケゴール家で働いていた女で、先妻を亡くした父親が手をつけて子どもができたため、結婚したという経緯があった。そのことを知ったとき、キルケゴールはひどくショックを受け、数年、荒《すさ》んだ生活を送ったほどである。

キルケゴールは、鼻持ちがならないほど気ぐらいが高かったというから、母親が元女中だったことや、両親の間に起きたことを恥じる気持ちがあったことは想像に難くない。

だが、母親は、陰気なキルケゴール家においては、一番明るく、陽気で、自然な情愛を備えた存在だったようだ。母親に対する愛着がしっかりしていれば、どんな事情があろうと、母親を恥じることはなく、むしろ敬愛の念を強めたとしても不思議はない。

にもかかわらず、キルケゴールにとっては、母親は触れることを憚《はばか》られる存在でしかなかった。そして、おそらくは、罪を犯した、やましい結婚から生まれた自分に、罪の意識を抱いたのだろう。それは、キルケゴール哲学の重要な要素を構成している。

財産家の御曹司で、イケメンで、学があり、才知や弁舌にも長けていたのだから、キルケゴールにはいくらでも、ふさわしい結婚相手が見つかったはずだ。実際、レギーネという少女と出会い、婚約まで交わしたが、結局、自ら破棄して、ベルリンに逃げ出してしまった。その事件は、コペンハーゲンで、大きなスキャンダルになった。キルケゴールは、結婚目前になって、結婚によって自分の世界が脅かされるという恐怖にとらわれたようだ。

結局、生涯独身を通し、また生業に就くこともなかった。莫大な父の財産があったので、働かなくても、自費で本を出版する費用もまかないながら、不自由なく暮らしていけたのである。

そうした生き方は、キルケゴールが深刻な愛着障害を抱えていたことを示している。結局、彼の哲学は、彼の愛着障害を克服するのには役に立たなかった。彼は自分の愛着障害に向き合うことなく、むしろそれを覆い隠し続けた。絶望と罪の意識に苛《さいな》まれながら、それでも自分自身であろうとし続けた。

その潔癖すぎる過酷な生き方こそが、「死に至る病」、絶望して自分自身であろうとし続けることにほかならないようにも思える。キルケゴールが『死に至る病』を書いたとき、その念頭にあったのは、自分のことだろうか。それとも、父親のことだったろうか。その両方だったろうか。

現代にあふれているのは、神どころか、親にさえ愛してもらえず、絶望を抱えている人々の群れである。親に愛されないのであるから、配偶者や子どもに愛されなかったとしても不思議はない。ましてや、他人と深い友情や信頼を持つことも、期待薄であろう。それは裏を返せば、家族にも隣人にも、本当には信頼も愛情も抱けない人が増えているということだ。

ある意味、産業革命以降の変化は、愛着に土台を置く有機的な社会を、利益だけを効率良く生み出す、機械の歯車のような無機的社会に変えてきた。その行き着く先は、最後の砦《とりで》であった親子の絆さえ、ばらばらに粉砕してしまうことだ。

それで個人として幸福に生きられればいいのだが、どうやら現状は、幸福どころか、生存さえも危ぶまれる状況が生まれかねないことを警告している。

愛着という仕組みを軽んじ続けたことで、愛着の不安定化が助長され、愛着関連障害の蔓延が引き起こされたことで、かつては稀で、特殊な施設や例外的なケースでしかみられなかった状態が、ごく普通に思える家庭においてもみられるようになっているのである。

第6章　「大人の発達障害」にひそむ愛着障害

優秀だった女性に何が起きていたのか

子どもの頃のTさんは、みんなの憧れの的だった。成績抜群だったうえに、いつも学級委員としてリーダーシップを発揮し、誰にでも親切だったので、人望も厚かった。しかも、容姿も端麗で、運動も絵も書道も立派にこなし、ピアノの腕前は音大に進むことを勧められるほどだった。しかも、実家は会社を経営する地元の名士で、どんな人生が待っているのかと羨《うらや》まれるばかりだった。

そんなTさんが、実は深い心の亀裂を抱えて暮らしていたことなど、誰も思い及ばなかっただろう。

不幸の始まりは、Tさんが三歳のときに両親が離婚したことだった。その一年ほど前から、両親の間はぎくしゃくしていて、母親は、下の妹だけ連れて、よく実家に帰っていた。そんなときも、またその後、母親がいなくなってからも、Tさんの面倒をみてくれたのは祖母だった。家にはお手伝いさんや従業員が始終出入りしていて、いつも賑やかだったので、母親を失った寂しさを強く感じた記憶はない。

むしろ本当の試練は、五歳のとき、父親が再婚し、継母がやってきてからだった。

最初のうちは、継母も優しかった。可愛くて、賢くて、はきはきしたTさんを、継母は気に入って、ことさら大事にしてくれたのだ。

幼いながらにTさんも、継母に気に入られようと頑張った。継母が褒めてくれるのがうれしかった。産んでくれた母親の記憶が薄れるにつれ、自分にとっての母親は、この人だと思うようになっていた。

それが変わり始めたきっかけは、下に弟ができたことだった。弟が生まれると、母親の態度が明らかに変わってしまった。まだ小学校に上がるか上がらないかだったが、母親の眼中に自分がないことを、Tさんは感じるようになった。

それでも、祖母が生きていた間は、まだましだった。小学校二年の三学期、Tさん姉妹の後ろ盾となってくれていた祖母が亡くなった。祖母がいなくなると、Tさんに対する継母の態度は、目に見えて冷たいものとなった。

さらに、追い打ちをかけたのは、父親の会社の経営悪化だった。継母にしてみれば、子どもがいるバツイチの男にわざわざ嫁いできたのは、金に不自由はさせないという言葉に惹かれたからでもあった。それが、とんだ空約束となった今、騙されたという怒りが、Tさんへの冷たい仕打ちとなって表れたようだった。

何かあるごとに、継母はTさんの陰口を夫や周囲に言うようになり、それを真に受けた父親から、事情も聞かずに、いきなり怒鳴りつけられたり、折檻《せっかん》されるようになった。下の弟に対する態度とのあまりの違いに、悲しくなって、ベッドでひそかに涙することもあった。いつしか継母や父親の顔色をうかがうようになっていた。

かつての快活な少女が、不注意でぼんやりした女性に

Tさんは早く家を出ることを考えるようになり、全寮制の中学に進みたいと言うと、継母と父親は顔を見合わせ、あっさり許してくれた。やはり自分のことが邪魔で、出ていってほしかったのかと悲しく思いもしたが、Tさんの成績が優秀なことだけは、両親も喜んでくれていたので、引き続き勉強を頑張って、継母が常々口にする旧帝大系の大学に入り、認めてもらうしかないと学業に打ち込んだ。

週末には自宅に帰るのが普通だったが、継母の不機嫌な顔を見るのがつらく、寮で過ごすことが増えた。ほしいものがあっても、お金のことを言い出せず、友だちに借りたりした。かと思うと、金欠病に苦しんでいるというのに、高い本や洋服を衝動的に買ってしまうこともあり、後で本当に困った。

寝る間も惜しんで頑張るのだが、落ち込んでしまうと、二、三日、動けなくなるというこ

とが、しばしばみられるようになった。不注意な忘れ物をしたり、提出物が期限に間に合わないということが目立つようになったのも、中学、高校くらいからである。

かつての生き生きして、しっかりしていた少女は、どこか薄ぼんやりして、物思いに沈み、陰気なところのある女性に変わっていった。忘れ物、遅刻、不注意なミスは、その後、いくら気をつけても、良くなるどころか、段々ひどくなった。

それでも、高校は、その地方で三本の指に入る名門校に進んだ。大学も、地元の国立大学なら医学部も受かると言われたが、継母が地元の大学をいつも貶《けな》しているのを知っていたので、旧帝大系でなければダメだと思い、無理をして受験するも、不合格に。もう一年挑戦したが、体調も優れず、受験に失敗。

結局入学したのは、東京にある私立大学だった。結果を報告すると、案の定、継母からは、蔑《さげす》んだような冷ややかな声で、入学金以外は面倒みられないと言い渡された。

その後、アルバイトに明け暮れたということもあるが、一度も実家には帰っていない。継母からは電話一本かかってきたこともない。継母とはいえ、Tさんにとっては、誰よりも認めてほしい母親だった。だが、継母は弟のことに夢中で、Tさんのことなど忘れてしまったかのようだった。

どうにか卒業して、それなりに名の通った会社に就職することができた。勇んで電話すると、継母も喜んでくれたが、話はいつのまにか、弟の自慢話に変わっていた。

せっかく入ることのできた会社だったが、気を遣いすぎて疲れてしまううえに、ミスや遅刻を連発した。また失敗すると思うと、余計におどおどして、浮き足立ってしまう。次第に居づらくなって、一年ほどで辞めた。

しかし、実家には辞めたとは言えず、バイトを転々としながら食いつなぐ暮らしだった。一年の三分の一くらいは調子が悪く、寝込んでしまうので、どの仕事も長くは続かなかった。なんとかしなければと思うのだが、一人でいるときは、ぼんやりして、時間だけが経ってしまう。だらだらするばかりで、計画的に何一つできないのだった。物の管理もスケジュールの管理も満足にできず、部屋は混乱しきった状態だった。

いま、三十代になり、なにもかもがうまくいかないのは、最近、よく耳にするＡＤＨＤによる不注意のせいではないかと思い、原因を知りたいと相談にやってきたのである。

「大人のＡＤＨＤ」なのか

Ｔさんのように、片付けができない、不注意でミスばかりする、衝動的に行動して失敗するといった「症状」で悩んでいる人は少なくない。大人の半数が、不注意の「症状」を抱えているともいわれている。

Tさんのような症状を訴えて、医療機関を訪れると、簡単なチェックリストをつけさせられたうえで、しばしば与えられる診断名が「大人のＡＤＨＤ」である。

ＡＤＨＤは、発達障害の一つで、多動や衝動性、不注意を特徴とし、先天的な要因の強い障害とされる。元来子どもの障害と考えられてきたが、Ｔさんのように大人でも、不注意や衝動性、落ち着きのなさといった問題で苦しむ人が増え、大人にも「ＡＤＨＤ」の診断を拡張しようという動きが強まった。

子どものＡＤＨＤには、中枢神経刺激薬などのＡＤＨＤ改善薬が処方されることが多いが、こうした薬剤を大人にも使うためには、診断を拡張する必要があったのだ。

アメリカ精神医学会は診断基準を変更して、それまで児童に限定して適用していたＡＤＨＤという診断を、大人にも適用できるようにした。日本など、多くの国がそれに追随した。それにより、児童にのみ使われていたＡＤＨＤ治療薬が、大人でも使えることになった。

その代表的な薬剤である中枢神経刺激薬は、覚醒剤などと同じ作用を持つが、覚醒剤よりゆっくり作用するように工夫されている。興奮や快感を生じない範囲で、前頭前野の働きを高め、不注意や衝動性を改善しようというのである。

「大人のＡＤＨＤ」は一般にもよく知られるようになり、不注意や片付けができない、時間が守れないといったことで悩んでいる人が、薬で改善できるのならと、精神科や心療内科の外来に殺到するという事態になった。

子どもと比べると、効果が得られにくく、プラセボ効果（薬を飲んだという心理的効果）との差はわずかであるが（＊52）、中には、短期間に劇的な効果がみられる場合もある。

ただ、長期的な効果を調べた研究では、子どもの場合でさえ、薬を使っても使わなくても、改善に差はないという結果が出ている（＊53）。大人どころかティーンエイジャーでさえ、長期的には改善効果はないと、より厳しい結果が示されている（＊54）。効果があっても短期的なもので、次第に効かなくなりやすいということだ。

それでも、藁《わら》にもすがる思いの人も多く、また薬剤の性質上、いったん処方が解禁されると、後戻りは難しく、現在も処方は増え続けている。

Ｔさんは、「ＡＤＨＤ」なのだろうか。現在の症状だけを見れば、そう診断されてしまうだろう。

だが、ＡＤＨＤと診断されるためには、遅くとも十二歳までに、ＡＤＨＤの症状を呈していなければならない。しかし、Tさんは、少なくとも小学生の頃には、そうした兆候を見せておらず、むしろ他の生徒の手本になるような存在だった。それでも、遺伝要因が七割を超え、先天的な要素が強いとされるADHDの可能性を疑うべきなのだろうか。

大人のADHDは、発達障害ではなかった！

世間一般の認知が進み、大人でも、ADHD改善薬の処方数が急拡大を遂げていたさなか、水を差すような出来事が起きる。

ニュージーランド、ブラジル、イギリスの各都市で、長期間にわたって行なわれてきた三つのコホート研究（同じ年に生まれた全住民を追跡調査する研究方法で、因果関係を証明するもっとも強力な方法）の結果が相次いで報告されたのだが、その結論はいずれも、「大人のADHD」とされるものが、実は児童のADHDとは似ても似つかぬもので、発達障害ではないということであった（＊55、＊56、＊57）。

つまり、大人のADHDは、ADHDではなかったのだ。

大人のADHDの大部分は、十二歳以降に症状が始まり、むしろ年齢とともに悪化していた。それに対して、子どものADHDは、年齢とともに改善し、十二歳までに、半数以上が診断基準から外れ、十八歳までには、八割程度が良くなり、中年期までには、九割以上が診断に該当しなくなっていた。

また、両者には、明白な特性の違いも認められた。子どものＡＤＨＤは、圧倒的に男の子が多いのに、大人のＡＤＨＤでは男女差を認めなかったのだ。

また、子どものＡＤＨＤは、認知機能や言語、記憶が弱い傾向があるが、大人のＡＤＨＤでは、そうした低下はあまり認められなかった。神経障害という点では、大人のＡＤＨＤはずっと軽かったのだ。

ところが、生きづらさという点では、大人のＡＤＨＤの方がずっと深刻だった。彼らの生活は、遅刻やミス、散らかった部屋、借金、度重なる転職や離婚などで、混迷を極めていた。アルコールや薬物への依存、うつや躁うつ、不安といった精神的合併症も高頻度に認められ、交通事故や犯罪に関わるリスクもずっと高かった。

「大人のＡＤＨＤ」を特徴づけるのは、障害が比較的軽く、能力的には恵まれているにもかかわらず、その生きづらさと人生の混乱ぶりという点では、はるかに深刻だという矛盾した事態だった。

さまざまな病名の根底にあるもの

「大人のＡＤＨＤ」は、気分障害、不安症、依存症、パーソナリティ障害などが、間違って診断されたものか、未知の障害の可能性も示唆された。その正体は、さまざまな病名の寄せ集めに過ぎないのだろうか。

だが、ここまで本書を読んでこられた読者には、さまざまな病名の根底に、共通する一つの本質的な問題が連想されるに違いない。それは、Ｔさんが苦しみ続けている本当の病根、すなわち養育者との離別や、養育者からの身体的、心理的虐待、ネグレクトによって生じた愛着障害である。

愛着障害は、頻度に男女差がないという点、さまざまな精神的合併症や困難を抱えやすいという点、神経レベルの障害がさほど重度でないにもかかわらず、生活での困難が非常に大きいという点、つまり障害と生きづらさの乖離《かいり》という点でも、「大人のＡＤＨＤ」と呼ばれているものと、よく一致する。

そして、実際に臨床で、「大人のＡＤＨＤ」を疑って来院する人たちの生活史を見ていくと、彼らが親との関係に苦しみ、虐待的状況に置かれてきたことが明らかとなることが、非常に多いのである。

これらすべての事実は、彼らが苦しんでいるものの正体が、養育要因に起因する愛着障害に由来することを、強く示唆しているだろう。

だが、そうした結論をうすうす感じていても、専門家ほど、そのことを口にすることは許されなかった。そこには、ぶ厚い障壁が立ちはだかり続けてきたのだ。

その障壁とは、ADHDは遺伝要因が七、八割にも上る、先天要因の強い神経発達障害だという定説であり、不注意や多動といった問題に、養育要因は無関係だというここ何十年かの「常識」だ。

実際、ADHDの養育要因について論じたりすれば、嘲笑とバッシングを受けた。多くの専門家たちが、この三十年以上、ADHDに養育要因など関係しないと言いきってきたのであるから、それをいまさら覆されるわけにはいかないのである。

だが、その牙城が、今世紀初めぐらいから徐々にほころび始め、最近では崩壊がだいぶ進んでいる。音を立てて崩れ落ちる日も近いかもしれない。

大人のADHDの多くを、大人の愛着障害が占めている

そもそも、ほころびの始まりは、親から見捨てられた憐れな子どもたちのことを調べた研究からだった。ＡＤＨＤ以上に、先天的な遺伝子レベルの障害とされてきた自閉症が、施設で育って後に養子になった子どもたちの間に、高頻度で見つかるという驚くべき発見だった（＊58）。

自閉症の有病率は、児童の〇・一％程度で、軽症の者を入れても一～二％である。それが、そうした子どもにおいては一二％もの頻度で認められたのである。しかも、本来の自閉症では、男の子に圧倒的に多いのだが、養育要因によって起きたと考えられる自閉症には、男女差がなかった。

それだけでも、世界中の専門家は驚いたのだが、その研究には先があった。さらに何年かして、その子どもたちが大人になった頃に、もう一度調べてみると、自閉症は大幅に改善していたものの（＊59）、ＡＤＨＤが約三割という驚くべき頻度で認められたのである（＊60）。不注意や衝動性などの問題が、養育要因によって生じ、しかも、ある程度時間が経ってから、遅発的に現れるということが明らかとなったのである。

これらの事実は、子どものＡＤＨＤに対して「大人のＡＤＨＤ」と呼ばれているものに認められる特徴と、よく符号しないだろうか。

遺伝要因が強い本来の発達障害は、早発性で、男児に多く、神経障害も強いという特徴があるのに対して、養育要因によるものは、遅発性で、男女差がなく、神経障害は比較的軽度であるということだ。

愛着障害や不安定な愛着では、依存症や不安症、気分障害、反抗や非行、反社会的な行動を生じやすいことが以前から知られていた。それらの合併症や問題行動は、大人のADHDとされているものと重ならないだろうか。

こうしたもろもろの事実から、大きな可能性として浮上してきているのは、大人のADHDなるものの一部を、大人の愛着障害が占め、もしかすると、その割合は、かなり高いということだ。

というのも、ADHDのような問題は、施設に入れられたようなケースだけでなく、一般の子どもにも比較的高頻度に認められる、不安定な愛着に伴って認められやすいからだ。幼児の一割程度にみられる無秩序型愛着は、虐待など不適切な養育に伴ってみられる愛着タイプだが、無秩序型が認められた数年後に、ADHDの症状が現れることがわかったのだ。

ロンドンのセント・ジョージ大学のピントらの研究（＊61）によると、一歳の時点で無秩序型の愛着を示した子どもは、そうでない子どもに比べて、七歳になったとき、教師が評価したADHD症状のスコアが統計学的有意なレベルで高くなった。

また、スウェーデンのカロリンスカ研究所のチームが最近報告した研究によると、八歳の時点で無秩序型愛着の傾向を示した子どもは、十八歳の時点でＡＤＨＤ症状を示しやすかった（＊62）。

身体的、心理的虐待は、愛着の仕組みにダメージを与え、まるで建物を支える鋼材に生じた亀裂のように、じわじわと、その人の人生を崩壊させていく。子どものＡＤＨＤよりも、大人のＡＤＨＤの方が長引くという事実は、愛着に加えられた慢性的なダメージの影響が、遺伝子の影響よりも、長くわれわれを苦しめ続けるということを示しているともいえる。

環境は遺伝子さえも変えてしまう

今のところ、ＡＤＨＤは遺伝要因が大きいという従来の定説と、環境要因が意外に大きいという事実の間で、折衷的に使われるようになったのが、環境要因が遺伝要因と相互作用を起こすという説明だ。どちらも間違いではないという玉虫色のバランスを取ろうとしている。

環境要因とは、遺伝要因との相互作用にほかならないのだが、わざわざ遺伝要因があくまでそこに関わっているということを強調し、遺伝要因を主張し続けてきた専門家も間違ってはいなかったと配慮することで、なんとか折り合いをつけようとしているわけだ。

しかし、どんどん明らかになっていることは、これまで、遺伝要因による生まれつきの性格や欠陥と思われていたようなことも、実は、育て方一つで後天的に生じてしまうということなのである。

自閉的で人付き合いを好まないといった性格も、不注意で落ち着きがないといった特性も、養育要因次第で強まり得るのである。

たとえば、養子となった子どもでは、注意力や行動の制御などの実行機能の低下が認められることが知られている。近年では、そうした弊害を防ぐために、愛着についての心理教育を行ない、関わり方を指導することで、愛着の安定強化を図る試みが行なわれ、成果を生んでいる（＊63）。

それどころか、知能の高さや、病気へのかかりやすさといったことも、持って生まれた素質に劣らず、養育環境の影響が大きいのである。

「大人のＡＤＨＤ」にみられるさまざまな症状も、虐待やネグレクトなど不適切な養育の結果生じ得る。多動や不注意は、暴力的虐待でなくても、心理的虐待やネグレクトにより安心感が守られず、自分が愛されていないという思いを抱き、愛着が不安定になれば、生じてもおかしくないのだ。

なぜなら、オキシトシンには、落ち着きを高める作用があり、うまく働かないと、多動や不注意を呈してしまう恐れがあるからだ。

また、オキシトシンには、ストレスや不安から身を守る作用があるが、その働きが悪いと、ストレスや不安を感じやすくなる。それは、注意や処理能力にも影響する。落ち着きがなく、おどおどしていれば、ミスも増えるし、肝心なことに集中できない。うつで落ち込んでいても、同じことが起きる。実際「大人のＡＤＨＤ」には、不安障害やうつの合併が多い。ストレスや不安を感じやすいと、それを紛らわせるためにアルコールや薬物に頼ることも多くなる。そのことが、さらに注意力をはじめとする認知機能に影響し、不注意な失敗や混乱を招くことになる。

これらはすべてが混じり合って心身の健康を害し、事故や病気のリスクを高め、さらに生きづらさを強めてしまう。愛着障害は、じわじわと、「死に至る病」としての害毒を、体の内側からも外側からも染み渡らせるのである。

知らないふりをする医療

不適切な養育によって起きた問題を、生まれつきの障害なので薬を飲むしかないという説明で済ませていいのだろうか。

それで、症状が本当に改善するのならば、救いともなるだろう。だが、先にも述べた通り、その薬の効果は、得られたとしても、短期的なものにとどまり、長期的な効果は認められないという結果が報告されている。

大人のADHDを、遺伝要因の強い神経発達障害として扱うことを正当化する根拠は、極めて希薄になっている。それは、真実をごまかしているだけでなく、真の解決を妨げることにもなりかねない。というのも、もしそれが愛着障害の結果起きているのならば、改善のための別の道があるからだ。

愛着障害を抱えて、覚醒剤におぼれる少女たちをたくさん見てきた。徐放化され、医学的に管理されているとはいえ、覚醒剤と同じ中枢神経刺激剤を、大人のADHDとされる人々に処方するというのは、何かやりきれないものを感じる。

合法的か違法かの違いがあるだけで、同じことを、医者がしていることにはならないのか。効かないだけならいいが、もし短期的に効果があった場合、その薬を服用し続けることで、依存を生じ、長期的な無気力や過敏さを生じてしまわないのか。どうしてもその危惧をぬぐえない。

そうした思いもあり、私は、中枢神経刺激剤の処方はいっさい行なわない方針を貫いてきた。これからも、その方針を変えるつもりはない。

大人のＡＤＨＤは、子どものＡＤＨＤとは異なるもので、発達障害ではないという結論が得られているにもかかわらず、前記の「症状」を訴えて医療機関を訪れると、どこ吹く風で、相変わらずＡＤＨＤと診断し、ＡＤＨＤ治療薬の処方を行なうということがまかり通っている。ＡＤＨＤ治療薬が、「大人のＡＤＨＤ」にも使われるようになった根拠は、どちらも同じ神経発達障害だという前提にあった。ところが、その前提は崩れている。それでも知らないふりをして済まそうというのだろうか。

時限爆弾のように遅れてスイッチが入る

愛着障害の恐ろしさは、すぐに症状が出ないことも多く、むしろ数年から十数年を経過するうちに、徐々に症状化して、困難が強まっていきやすいということだ。

そのため、因果関係にも気づかれにくい。別の病気が原因とされたり、生まれ持った特性のせいにされたりする。

幼い頃に植えつけられた悲劇の種は、遺伝子と同じように、その人の人生を狂わせ続けるが、その影響と被害は、時間が経つにつれて強まってくるものなので、どこからそうなったのかが見えにくいのだ。

ほんのわずかずつ、軌道からズレていくが、そのズレは、一年や二年ではさほど目立たない。しかし、五年、十年、二十年という時間が経つうちに、途方もない違いとなって表れるのである。

「片付けができない」のは、発達障害より愛着障害を疑え

「片付けができない」というのが、ADHDの代名詞のように扱われるようになり、「片付けが苦手で、部屋が散らかっている」人はみんな、自分はADHDかもしれないと思うようになった。しかも、専門家までが、そうしたことをまことしやかに喧伝してきたため、誰もがそう信じるようになった。

だが、これは、そもそもの前提から崩れ去った。大人のADHDは、その大部分がADHDではないのだ。片付けのできない大人も、その大部分はADHDではないということだ。別にADHDでなくても、片付けができないことは、いくらでも起こりうる。

卑近な例でいえば、子どもが生まれるまでは完璧に片付けた部屋で暮らしていた人も、子

どもができ、そのうえ、仕事にも出るようになると、片付けがとうてい間に合わなくなってしまう。もちろんADHDなどではない。ただ、やることが増えすぎただけだ。

ましてや、うつがあったり、アルコールやスマートフォンへの依存があったりすると、無気力になり、家事も滞ってしまう。身体的な不調や慢性的な痛みがあっても、片付けはできない。愛着障害の人では、うつ、依存、身体的不調などを、さまざまに抱えやすい。複合的に要因が重なることも多い。となると、片付けに支障を来たすことも多くなる。

また、不安定な愛着が、片付けをするという習慣を身につけるうえで、妨げとなることもわかっている（＊64）。不安定な愛着、ことに回避型の愛着があると、片付けなさいという親の指示に対して反抗し、言うことを聞かない傾向が強い。

幼い頃、母親と不安定な愛着を示す子は、安定した愛着を示す子と比べて、努力して自らを律することにおいても、実行機能においても、いずれも劣っている傾向を示す（＊65）。片付けには、自律機能や実行機能が関わっているので、親との愛着が不安定な人では、片付けが苦手になりやすいといえる。

とはいえ中には、不安定な愛着に伴う不安をコントロールしようとして、過度に潔癖かつ几帳面になるという場合もあり、単純に論じることはできないが、ことに無秩序型のように、不安定な環境で虐待されて育った人では、身の回りの管理が極度に苦手ということが多い。目立った神経機能障害もないのに、片付けが苦手という場合には、安定した愛着対象に守られながら、それらの能力を育む機会が不足した可能性が高いのである。

このように、片付けができるかどうかという問題は、ADHDであるかないかといった単純な問題ではないのだ。

以前は片付けも苦手ではなかったのに、できなくなったという場合には、過労やうつ、多忙の影響も考えなければならない。別に仕事や育児で忙しいわけでもないのに、片付けられないという場合で、気分や対人関係にもしんどさがあり、親子関係で悩んでいるというときは、大人のADHDよりも、大人の愛着障害を疑った方がよいかもしれない。

厄介者扱いされる愛着障害

発達障害を抱えた人に対しては、発達障害者支援法という法律まで整備され、さまざまな支援が提供されるに至っている。

しかし、虐待やネグレクトを受けて育ったり、養育者の交代や不適切な養育を受けて育つことで、愛着障害を抱えることになった人は、何の法的な支援も用意されていない。生きづらさという点においては、発達障害よりも深刻かもしれず、死亡リスクが高いにもかかわらず、まともな扱いを受けていないのである。

たとえば、愛着障害によって生じる代表的な障害である境界性パーソナリティ障害の人が、この病名で障害者年金を受給しようとして申請しても、却下されてしまう。パーソナリティ障害は、性格の問題で、ちゃんとした障害ではないという理由によってである。

しかし、境界性パーソナリティ障害の死亡率は一割にも上り、すべての診断基準を満たす重症例では、三割の人が自殺で亡くなってしまうのだ。それでも、まともな病気とは認めてもらえないのだ。うつ病や発達障害と比べて、その予後は良好であるどころか、極めて治療が難しい状態であるにもかかわらずだ。

そうした制度的差別が今もまかり通っている根底には、愛着障害によって生じる問題を、性格の問題や怠《なま》けとみなしてしまう偏見がある。その偏見を抱いてきたのは、一般市民というよりも医師である。

医師たちは、手首を切ったり、自殺すると言って脅すこのタイプの患者に、散々振り回され、手を焼き、嫌な思いをしてきた。気分も態度もコロコロ変わり、治療も長続きしない患者にうんざりし、怒りを感じ、ときには、「もう来るな」と言い捨ててきた。「良い」患者ではないこのタイプの患者を、まともな病人でさえないと烙印を押し、救済の制度からも排除することで仕返ししてきたのだ。

しかし、まさにそうした特性は、愛着障害ゆえに生まれてしまうものである。彼らが親から愛されず、困り者扱いされる中で身につけてきたものなのだ。ある意味、もっとも救いを必要としているのに、医療さえも、彼らを厄介者扱いはしても、本気で助けようとはしない。

「愛着障害者支援法」の必要性

発達障害者支援法があるのならば、愛着障害者支援法があってもよいはずだ。

実際には、愛着障害の患者が発達障害として診断されているという現実がある。症状だけをみても、両者の区別は困難なことも多い。そっと潜り込ませれば、発達障害としてサポートが受けられるというわけだ。

しかし、それは大事なことを誤魔化していることに変わりはない。彼らの救済に本当に必要なことは、彼らが、生まれつきの障害者だと診断することではないはずだ。そうすることによって、彼らの負担を少し減らせるかもしれないが、人生の期待値を下げ、可能性を摘むことになるかもしれない。

それに、根本的な原因を先天的な障害にすり替えてしまうことは、自分の真実の課題に向き合い、克服する可能性を永久に閉ざすことになりかねない。真実に向き合い、それを克服することをサポートすることこそが、本当の支援であるはずだ。

まずは、境界性パーソナリティ障害のような愛着関連障害が、疾患以下のような扱いを受けることの是正が必要だろう。「境界性」の名が示すように、半分しか病気でない、うさんくさい状態として扱うような態度を改めるべきだろう。

障害の程度が、その人の抱えている困難によって図られるとするならば、愛着障害は決して軽い障害ではない。発達障害に勝るとも劣らない、むしろより大きな困難を抱えやすいことは、彼らの治療に少しでも携わったことがある専門家なら、誰もが認めるだろう。

それは「死に至る病」となって、より深刻で持続的な影響を、その人の人生に及ぼし続けるのである。

医学の進歩により、ガンや認知症さえも治療可能になる今日、本当の意味で治療が困難な病といえるものは、むしろこちらなのである。それは、本当に治療が困難だからというよりも、病気とさえ認識せず、門前払いを食らわせてきた結果でもあり、本気で誰も治療に取り組んでこなかったということでもある。

しかし、愛着障害こそが、最終的に人類の前に立ちはだかる病であり、われわれを不幸にする究極の原因だということが、広く認識されるようになれば、状況は大きく変わるだろう。と同時に、愛着障害は、医学が提供する治療によって克服できるものではない。オキシトシンを投与すれば改善できるというものではない。

もちろん、将来、オキシトシン受容体の発現を増やしたり、メチル化して機能が低下したオキシトシン受容体遺伝子を修復したりすることが可能になるかもしれない。

だが、それは本当の意味で愛着障害を克服することではないように思う。

そうした方法で苦痛を取り去ることはできるかもしれないが、自らの困難に向かい合い、人との関わりの中で、それを克服するという人間的な取り組みの機会を奪うことになるだろう。その苦悩を創造的なエネルギーに変えたり、同じ苦しみを抱えた人を救う活動に昇華したりするチャンスも奪うだろう。

第7章　「死に至る病」からの回復

切り開かれつつある新たな道

ここまで述べてきたように、ここ数十年の間に、われわれの社会に広がる「現代の奇病」ともいうべき状態や生きづらさの根底に、愛着障害があることがみえてきた。そして、その病理メカニズムが明らかとなったことで、「症状」という結果ではなく、根本的な原因が診断できるようになろうとしている。

その意味は、単なる診断の問題にとどまらない。根本的なメカニズムがわかったことで、これまで医学的には治療が難しかったさまざまな状態を回復させたり、予防したりすることが可能になろうとしているのだ。「死に至る病」は克服できる病になろうとしている。

とはいえ、その道は、まだ切り開かれつつある段階である。従来の医学的診断に疑問を持ち、本当の問題に取り組もうとしている人々はまだ少数にとどまるし、旧来の立場を支持してきた勢力や、それに群がってきた利権に阻まれ、決して容易な歩みではない。が、年々、視点を共有する人々や、新たな取り組みによって救われる人々が増えてきており、やがて時代を動かす、大きな潮流となっていくことだろう。

本章では、愛着障害の回復や予防のために何が必要かについて考えるとともに、愛着障害に挑み、それを克服しようとする最新の試みを紹介したいと思う。

医者が匙を投げたはずの患者が――自然回復例の貴重なヒント

不思議なことが起きることを、以前から、稀に経験することがあった。医学的治療をいくら施しても、まったく歯が立たず、治療すればするほどひどい状態になっていたのが、治療を諦めて、それからしばらく経ち、たまたま出会ってみると、まったく別人のように落ち着いていていたりするのだ。

そういうことが起きるのは、境界性パーソナリティ障害や摂食障害、依存症、非行のケースに多かった。

一体何が起きたのかと、事情を聞くと、たいてい三つの場合に分かれる。

一つは、親（または、親代わりの存在）が、必死になって関わる中で、親の方がすっかり変わったら、自分も変わっていたというケース。もう一つは、実家を離れて、そこで信頼できる人に出会って、落ち着いたというケース。さらにもう一つは、本人が本当にどん底を極め、とことんまで落ちたときに、諦めがついたというケースだ。

今考えれば、前二者は、安全基地を手に入れたことで、愛着が安定し、愛着関連症候群が落ち着いてしまったということになるだろう。そして、後者は、人に期待するのを止め、自分が変わることにした、ということになる。この両方が同時に起きていることもある。

こうした偶発的な自然治癒のケースには、実は回復のための貴重なヒントがあったわけだが、医学的な治療概念にとらわれていた頃には、あまり意味のない例外的な事象とみなし、その意味を考えてみることもなかった。ただ、「医学も、たかが親の愛情に負けるのか」というような、医師としてはあまり面白くない思いを味わっていたかもしれない。それゆえ黙殺した。

そして、今もなお、多くの医学の徒は、医師の処方する薬よりも親の愛情や関わり方の方がはるかに強力な作用を持つということに、無意識の反発と疑念を感じ、非科学的な妄言に違いないと思っていることだろう。

治療よりも回復の鍵を握るもの——問題の本体に迫る

治療が難しい精神疾患の一つに摂食障害がある。慢性的に健康を害し続け、ときには命にも関わる。摂食障害について、長期的な予後を調べた研究が、近年いくつか報告され、その実態がわかってきた。

たとえば、拒食症の予後を調べた研究によると、治療の有無に関係なく、一般集団を対象に調べた調査では、十年後には、八八％の人で、ＢＭＩが正常範囲（一八・五以上）にまで回復を遂げていた（＊66）。

一方、治療を受けていたケースを対象にした研究では、九年後に回復していた人の割合が、三一・四％、二十二年後に六二・八％であった（＊67）。治療を受けたケースは、より重症と考えられ、両者を比較することはできないにしても、少なくとも医学的治療による介入が、予後を改善しているとは言いがたい結果であった。

医学的な治療は、短期的な介入においては、ある程度の効果があることがわかっているが、長期的には、あまり意味がないのではないのかという疑問を引き起こしている。

それに対して、母性的な関わりを増やすことは、長期的にもポジティブな効果を認めている（＊68）。実際、投薬や認知行動療法といった医学的治療なしで、患者本人とは会うこともなく、母親にだけ働きかけ、その関わりだけを変えることで、劇的な回復を遂げることが知られており、筆者が顧問を務めるカウンセリング・センターでも、そうした事例にしばしば遭遇する。

そうした経験から、近年では医学的な治療は必要最小限にして、母親をサポートするアプローチに力を注いでいる。

医療機関に十年近くかかっても、三割しか改善しないのに、医者にもかかわらず、一、二年ですっかり良くなってしまうというのは、医学にとっては、不都合な事実かもしれない。だが、そもそも医学的に治療しようとすること自体に、根本的な認識の誤りがあるのかもしれないのだ。

「摂食障害」という病名は、その人の症状をその人の「病気」として診断したものである。それは医学モデルに基づく診断である。

だがもし、その原因が、親の関わり方、もっとはっきり言えば、親が気づかないうちに行なってしまった心理的虐待により、愛着システムに異常を生じた結果だとしたら、症状を発している人だけを診断することは、影だけを、あたかも実体のように扱う誤謬《ごびゅう》を犯すことになる。影だけを見て、それを病気として診断し、治療しようとしても、それは虚しい努力である。

こうした状況を、医学モデルではなく、愛着モデルで捉えることを、筆者は提唱している。愛着モデルによって初めて、影ではなく、問題の本体に迫ることができる。

親が安全基地として機能せず、愛着システムがうまく働かないことで、視床下部の働きが狂い、食行動の異常が起きているのだ。愛着モデルで考えると、まず必要なのは、本人の

「病気」を治すことではなく、母親が安全基地になれるようにサポートすることである。

うつの予後を左右する愛着スタイル

うつは、繰り返しやすい状態であるが、悪化を繰り返す程度は、愛着スタイルによって強く左右される。

アムステルダム大学の研究者たちは、うつで医療機関を受診した患者の愛着スタイルを調べ、その後、七年間の経過を追った。驚くべきことに、安定型では、五・〇年をうつの症状なしで過ごしたのに対して、とらわれ型（不安型に相当）では一・一年、愛着軽視型（回避型）では二・二年、恐れ・回避型では〇・三年しか、無症状の期間がなかった（＊69）。

念のため言っておくと、愛着スタイルとは、親との関係にほかならない。愛着スタイルの検査では、親との関係が安定しているか、距離を置いたものであるか、過剰に求めて、怒りを覚えているかということを判定する。

愛着スタイルが、このように大きく予後を左右してしまうとすると、ただ、「うつ」という同じ診断をして、同じ治療をするのでは、不安定な愛着を抱えているケースの場合、およそ回復の可能性は低いということになってしまう。むしろ、愛着を安定化させる取り組みこそが命運を握っているともいえる。医学モデルにも基づく治療では、愛着の安定した幸運な人にはある程度効果を期待できても、不安定な愛着を抱えた人に対する有効性は非常に低いということになる。

愛着をまずなんとかしなければ、回復など望みがたいのである。しかし、そんなことにはお構いなく、医学モデルによる治療は、症状だけで診断し、同じ病名を与えて、同じ薬を出すということに終始しているのが現状だ。それでは良くなることは難しい。

子どもの問題を落ち着かせるのも、こじらせるのも

前章で、大人のADHDの多くに愛着障害がひそんでいることを指摘した。では、子どものADHDについてはどうであろうか。

子どものADHDの一部はこじれて、反抗・挑戦性障害や素行障害（非行を繰り返す状態）へと発展することが知られている。一方、低学年時にみられるADHDの半分以上は、治療の有無に関係なく、十歳頃には急速に落ち着いていく（＊70）。

実際、アメリカで行なわれた大規模な長期研究によると、子どものADHDは、薬物療法を行なっても行なわなくても、六年後、八年後の改善に差を認めなかった（＊71）。

薬物療法を行なった場合、確かに短期的には顕著な改善がみられる場合もあるのだが、揺り戻しが来るケースも多く、時間が経つにつれて、薬物療法の優位性は失われてしまう。そして、最終的に、改善にもっとも関係していたのは時間であった。年齢とともに落ち着く効果が、治療による効果よりも大きかったのだ。

経過によって、①良くなり続けるグループ、②いったん良くなるが、悪化してしまうグループ、③悪化し続けるグループの三つに分かれたが、もっとも良い経過を示した①のグループは、それ以外のグループと比べて、治療を開始した段階で、障害や行動の問題が軽度で、また、両親が離婚しておらず、経済的にも裕福であるといった傾向がみられた。

離婚など夫婦間の問題は、愛着を不安定にし、不安定な愛着は問題行動のリスクを高める。この結果が意味することは、治療よりも、家庭環境や愛着の安定性が、長期的な予後にとって重要だということである。

実際、十歳を超えて症状が残るケースには、純粋なＡＤＨＤよりも、反抗・挑戦性障害や素行障害を伴ったものの割合が高くなる。さらに十四歳頃を境に、同じＡＤＨＤ症状でも、遺伝要因の関与が低下し、環境要因の関与が大幅に強まる（＊72）。また、思春期以降、抗ＡＤＨＤ薬の効果が得られにくくなる。

これらの事実は、十歳頃から十二歳頃までに落ち着くものと、十二歳以降も症状が続き、十四歳頃に逆に悪化するタイプでは、医学的にみても別の特性を持つことを示している。反抗や非行は、愛着障害との関係が深く、不安定な愛着により大幅にリスクが高まる。十歳から十二歳以降問題が強まるケースは、不安定な愛着との関係が強く、家庭環境など、環境要因の影響が大きいと考えられる。

愛着が安定していれば、幼い頃、多動や不注意がみられたとしても、小学四年頃から急速に改善する。だが、愛着が不安定な場合は、症状が落ち着くどころか、逆に反抗や問題行動が激化していくのである。

だとすると、子どもの将来を救うのは、抗ＡＤＨＤ薬による薬物療法よりも、安定した愛着を育むことではないのか。

医療少年院で、非行少年の臨床に二十年関わった経験からいえることは、反抗や非行の改善にもっとも効果的な方法は、親の関わり方を変えることである。なぜなら、反抗や非行の最大の原因は、自覚されていたかどうかはともかく、子どもが何らかの虐待的な状況に置かれていたことにあるからだ。

すぐに薬を使わないで

何らかの虐待的な状況、言い換えれば不適切な養育は、ＡＤＨＤをこじらせて、反抗や破壊的な行動をエスカレートさせるだけでない。近年では、虐待によって生じた不安定な愛着自体が、数年後にＡＤＨＤを発症させるリスクを高めることもわかってきた。

それゆえ、ＡＤＨＤをこじらせることなく、改善していくための鍵は、親に働きかけて、本人に対する親の関わり方を変えることである。

ＡＤＨＤの子どもを持つ親は、正しいことを教えようとして、その子を叱り続けることになってしまいがちだ。その結果、愛着はますます不安定になり、行動も改善するどころか、ひどくなっていく。正しいことを指導しなければという思いが強い教師の場合も、ＡＤＨＤがこじれてしまいやすい。

そこで、どう関わればいいのかをアドバイスする。叱る回数が減り、親や教師との関係が少し良くなるだけで、状態が大幅に改善することが多い。

実際、「ＡＤＨＤ」ではないかと言われて、当院にやってくるケースの大部分は、薬を投与する前に、ほとんど落ち着いてしまう。最初は薬を希望していても、「落ち着いたので、もうしばらく様子を見ます」ということになる。親や教師の対応が変わり、親や教師との関係が安定することで、「ADHD」があまり目立たなくなってしまうのだ。

遺伝的要因が七割を超すとされる、先天的な神経発達障害のはずだが、環境によって意外に状態が変わる。担任が替わって、本人を受け止めてくれるようになると、別人のように落ち着く場合もある。逆に、悪い点ばかりを指導するタイプの教師が関わると、反抗がエスカレートし、手がつけられなくなっていく。

環境が「ADHD」にどれほど影響するかを示す一つの事実は、早生まれと遅生まれで、ADHDと診断され、薬を処方される割合が、倍ほども違うという奇妙な現象だ。ほんの数日か数週間早く生まれて、一学年早く就学することによって、多動、不注意が目につき、障害として扱われるリスクが倍にもなるのだ（＊73、＊74）。

これは、ADHDの症状に、年齢的な要因が非常に大きいことを示しているが、同時に、一年ごとに学年を区切る学校という制度の産物でもある面が少なくないことも示している。

そんな状態を、先天的な神経発達障害と呼び、薬物療法まで施そうというのは、医学の乱用にも思える。その一部には虐待された子もいて、その症状は、子どもの無言のSOSや抗議だとすれば、問題行動だけを薬物で取り去ることは、叫び声を上げている口を封じるようなもので、虐待に加担することになりはしないのか。

だが、それでも薬物療法が好まれるのは、他の子の迷惑になるという教師からの苦言に、親は早くどうにかしなければと思い、医者も親から泣きつかれると、とりあえずなんとかしたいと思うからだ。そういう子を抱えた親の立場になれば、本当に肩身の狭い思いを味わい、途方に暮れている。その状況を素早く改善できる手立てがあるとすれば、それを使いたくなるのはもっともなことなのだ。

ただ、問題は、それは本当の改善ではないということだ。それどころか、本当の改善のチャンスを失わせてしまいかねないということなのだ。

それに、薬物療法には副作用が付きものだ。副作用としては成長への影響が知られているが、先述の長期研究は、気になる結果を報告している。薬物療法を選択した群では、行動療法を選択した群に比べて、うつや不安症状が四倍以上になり、二割近いケースに認められたのだ（＊75）。

短期的には気づかれなかった影響であるが、中枢神経刺激剤である以上、予想される影響でもある。長期的な使用により、一部の患者には、覚醒剤を慢性的に使用した場合の影響に似た無気力や落ち込み、不安といった症状が認められやすくなるのである。それは、その子の人生に、余分な十字架を背負わすことになりはしないか。

それでも、薬が必要な場合があることは事実だ。しかし、診察したその日に、薬を出すのが当たり前になっている今日の状況には疑問を感じる。少なくともその何割かは、本人の状態を理解し、周囲の対応を変えるように働きかけることで、改善するからだ。

3カ月でも半年でもいい。最初から薬を使わずに、頑張ってみてほしい。少なくとも何割かは、親をサポートして、対応の仕方を変えていくことで、状態が大幅に改善することに気づくことだろう。

不安定な愛着を改善する

ＡＤＨＤや反抗、過食嘔吐、自傷のような行動上の問題であれ、慢性うつや不安のような精神的な問題であれ、その原因の多くが不安定な愛着に由来する場合、症状を発している子ども（大人の場合もある）を患者とみなし、医学的な診断をして、いくら薬を与えたところで、根本的な改善にはつながりにくい。

本当の原因は、その子（もう大人になっているかもしれない）ではなく、善意の存在であるはずの親の扱いに由来するところが、少なくないからだ。

親の方は、そこに問題があることにさえ気づいていない。だが、そこに手当てを施していくことが、どうしても必要になる。手当ての中心は、子どもの問題よりも、親が抱えている課題である。なぜなら、問題が不安定な愛着によって起きている場合、親が変われば、劇的に子どもの問題は落ち着いてしまうからだ。このことは、子どもが幼いときほど当てはまる。

大人になればなるほど、それ以外の要因も当然からんでくるが、不安定な愛着を引きずっているケースでは、やはり鍵を握るのは親との関係である。親との関係が、パートナーとの関係やわが子との関係に置き換わっていることも多いが、元をたどれば、そこに親との関係が姿を現すのである。

子どもに不安定な愛着の問題を起こす親にも、いくつかのタイプがある。

一つは、その人自身がうつや極端な気分のブレを持ち、不安定な愛着を抱えている場合である。

もう一つは、子どものことがあまり好きではなく、重荷に感じているタイプだ。自分の自由を奪う存在に思えたり、異物のように感じてしまう。世話をしたりするのも、あまり好きではない。子どものおかげで、自分の可能性が邪魔されたと思ってしまう。愛着が希薄で、自己愛が強いタイプだ。

三番目は、一見すると不安定な愛着とは無縁な印象で、非常に献身的で立派な親とさえみられるタイプだ。とても真面目で、こうすべきであるという義務感や理想へのとらわれが強く、子ども自身をありのままに受け止められない。自分の思いの方にばかりとらわれ、子どもの気持ちが汲み取れない。

前二者は深刻な問題を生じやすいが、後者も決して楽観はできない。一見すると対照的だが、子どもにとって、安全基地になれないという点では、共通する課題を抱えている。

そして、これも気づかれにくいことだが、前二者だけでなく、後者の場合も、親自身が愛着の課題を抱えていることが多い。最初のタイプは、親から虐待されて育った人が多い。二番目のタイプは、冷たい母親に育てられた人に多い。三番目のタイプは、表面的には大事にされたように見えるのだが、実は、ありのままに愛されず、親の期待を一方的に押しつけられて育った人が多い。「良い子」「優等生」として振る舞うことで、認めてもらってきた人たちだ。

虐待、ネグレクト、心理的支配という違いはあれ、どれも、無条件の愛情を与えてもらえなかったという点では同じだ。根本的な安心感や相手の立場に立った共感が育っていない。自身の子育てに直面したとき、その課題が露呈してしまうのだ。

どのタイプの親も自分自身が困っていて、サポートを必要としている。何が起きているのか、自分でもどうしていいのかわからないまま、自分の「常識」が通じない子どもに手を焼き、怒り狂い、嘆き、叱り続けてしまう。

その状況を脱するためには、親自身がその苦しさを受け止められる必要がある。そして、何が起きているのかを認識し、何をすべきかがわかってくるにつれ、次第に余裕を回復していく。親が落ち着き、笑顔を取り戻すことによって、子どもも落ち着き、明るさを取り戻していく。

ただ対応を教えるだけでは、本当の変化にはつながらない。教えられた対応はできても、所詮付け焼き刃で、時間が経つとすぐに元に戻ったり、状況が変わると悪い癖が出たりする。その人が抱えた愛着スタイルや、それに伴う物事の受け止め方、コミュニケーションや行動の仕方は、一朝一夕では変えられない。

子どもは親の変化に最初は感激するが、やがて、本性は何も変わっていないことを知って、落胆する。だが、そこからが本当の勝負だ。結局、そこで求められるのは、親が自分自身の課題に本気で向き合い続けられるかどうかということである。

ただ、元をたどれば、親である彼らも、何年か前には子どもだったのだ。彼らが抱えている課題は、未解決なまま、その親が彼らに積み残した課題でもある。

その課題に、親になった今、向き合おうとしている。

子ども自身が大人になって、愛着の課題に向き合う場合にも、同じことがいえる。親が克服しようと共に努力してくれた人は、幸運である。だが、そうした幸運に恵まれなくても、愛着障害を克服する道はある。

愛着障害を克服するには

では、どのようにして愛着障害を克服していけばいいのだろうか。

愛着障害との戦いは、導き手がいないばかりか、戦う相手の正体もわからないまま、闇の中を迷い続けるのが普通だった。何度も挫折を味わいながら、さまざまなものに救いを求め、そのたびに裏切られ、傷だらけになることも多かった。

歴史的には、宗教が救いを提供することが多かった愛着障害だが、ようやく医学や心理学が、苦悩の根底にある愛着障害を認識するようになる中で、克服に向けたサポートのための経験知を積み重ねつつある。そして、どういう方法がより有効であるかも、徐々にわかってきた。

愛着障害の克服は、リハビリやトレーニングに似ている。筋力が育っていなかったり、体のバランスが悪いため、自分の力だけで歩けない人が、自力で歩けるようになり、さらには、駆け回ったり、山に登ったりできるようになる過程と同じなのだ。

そこで必要なものには、大きく三つあるといえる。

一つは、何らかの支えである。つかまるための手すりや歩行器、いざというとき支えてくれるトレーナーの手や励ましの言葉が必要だ。孤独な修行というよりも、トレーナーや療法士がついてトレーニングやリハビリを行なう共同作業の中で、もっとも効率的に成し遂げられる。愛着障害は、人と人との関わりの障害なので、人と関わる中でしか克服できない。安全基地を持たないでいたことが根本原因にある。安全基地となる存在との関わりが、不可欠である。

だが、それだけでは不十分だ。

同時に必要なのは、自ら立ち上がり、苦痛を乗り越えて、歩けるようになろうとする気力や忍耐心である。これがなければ、自立することは困難だ。

ただし、最初から自分で立ちなさいと言われても、無理な相談である。すっかり自信をなくし、自分を自分の足で支えられるとは思えなくなっているからだ。叱咤激励されたところで、無茶なことを言われるとしか感じられないだろう。まずは、安全基地となる人との関わりの中で、本人の気持ちやペースを尊重してもらえることが必要である。

そのうえで、もう一つの点がとても重要になる。それは、小さなステップを積み重ねながら、一段ずつ進んでいくということである。リハビリやトレーニングで、立ち上がりかけている人が、いきなり走ることを目標にしたり、いきなり重いバーベルを上げようとすれば、挫折するだけでなく、下手をすればケガをしてしまう。

愛着障害の回復においても、同じだ。自分が努力すればできるレベルから、練習を重ねていくことがポイントになる。いきなり難しいことを期待して、それができないから絶望して、もう意欲もなくしてしまうというのが、一番ありがちで、残念なパターンだといえる。リハビリやトレーニングに魔法はない。

いくつかのメニューを順番にこなしていけば、少しずつ進歩するということはわかっているし、それを少し効率良く行なう方法はあるが、いきなりハードルの高い課題ばかりやろうとしたり、できないことを嘆いてばかりいても、何も変わらない。

通常のカウンセリングでは、こうしたステップを踏んだ取り組みは困難である。愛着障害の課題を克服するためには、一段ずつトレーニングを重ねていく取り組みが不可欠なのである。

安全基地になる技術

愛着の安定に不可欠なのが、安全基地となる存在だ。持続的に安全基地が与えられるとき、愛着は次第に安定していく。

安全基地とは、安心して頼ることのできる避難場所ということであり、倒れそうになったとき、すかさず手を出して支えてくれる存在だ。トレーナー役として支える側は、安全基地を提供し続けることが求められる。熱心に助けるかと思えば、気にくわないことがあると、面倒くさそうにするというのでは、安全基地にはなれない。

安全基地となる側の人は、自分自身の愛着の課題をある程度克服していることが求められる。好き嫌いや機嫌で態度が変わってしまうのでは、安全基地とはいえない。安全基地となる存在は、一貫した支えを提供するだけでなく、本人に手本を示すことによって、やがて、支えられている本人も、自らが安全基地になることを学んでいく。人は自分が実際に体験することで、その方法をもっともよく学ぶのである。

逆に、愛着が不安定な人は、安全基地という支えが不足していただけでなく、手本が不足することで、その術を学ぶこともできなかったのである。

境界性パーソナリティ障害、摂食障害、依存症、慢性うつなどで苦しんでいる人の親の多くに、共通してみられるのは、安全基地になる能力に欠陥がみられるということだ。親は安全基地になることが、本人の回復に重要だということを頭でわかっていても、実際には行動できない。安全基地になることは、本人の言いなりになることだと誤解したり、本人に何も言わず、放っておくことだと勘違いしたりする人もいる。

安全基地になることは、本人の安全を脅かさないということが第一であるが、それだけではない。それと同じく必要なのは、ほどよい世話、ほどよい関わりができるということだ。放っておくことは、ただのネグレクトであり、言いなりになることは、本来の意味で、その人を守り、大切にすることではない。安全基地とは、あくまで最終的に本人を自立させるための仕組みであり、本人にできることを肩代わりし、本人を弱らせるものであってはならない。

もちろん、本人が本当に弱って助けを必要としているときには、本人が必要としているものを与え、支えることが求められる。つまり、その時期や状態によって、支え方は変わってくるものなのである。それが、「ほどよさ」という言葉にこめられた意味である。

ところが、安全基地になれない人では、過度に画一的なルールにとらわれ、極端な対応をしてしまいがちである。

この「ほどよさ」が、うまく成し遂げられるためには、応答性と共感性が鍵を握る。

求められたら応えるのが基本

応答性とは、相手の求めや反応に応じて、こちらも反応するということである。その子が困って助けを求めているときには、助けの手を差し出し、守ろうとする。しかし、何も求めていないときには、余計な手出しをしない。自分の中のルールや気持ちで与えるのではなく、その子本人が求めているかどうかをよく見て、その必要性に応じて応えるということだ。

つまり、それは本人の主体性を尊重するということである。主体性を尊重しながら、いざというときには守ってくれることで、子どもの中に二重の安心感が育っていく。

たとえば乳児期のように、親にすべて頼らねばならない状態においては、本人が助けを求めたら、それを敏感に察知して、すぐに応じるということが必要になる。ただし、いつも即座に応じすぎることは、逆に害があるとされる。ときには、少し待たせたり、本人の意に反するようなことが起きることも、少しはあった方がいい。

完璧に応答しすぎる過保護な養育は、本人の自律能力を育てるうえでマイナスになるのだ。基本は、求めたらすぐに応じることだが、実際には、いつもいつもそんなふうにはできないので、それでちょうどいいのである。

もちろん、一番まずいのは、求めても応えず、放っておいたり、助けを与えるどころか、逆に危害を加えるような養育だ。泣いても誰も相手にしてくれなかったり、泣いて助けを求めているのに、叩かれたり怒鳴られたりする境遇に置かれることは、他者に対する信頼感を持てなくするだけでなく、自分が守られているという基本的安心感を身につけることを困難にする。世界はいつも冷たく、無関心で、助けを求めても、何も応えてくれないどころか、弱り目を攻撃してくる意地悪なものとして認識されてしまう。

成長するとともに、安全基地となる存在の応答性は控えめなものになっていく。本人が求めてもないのに、口出しや手出しをすることは、危険が迫っているようなとき以外は控え、本人の主体性を尊重した対応が優先される。

ただし、本人が困って助けを求めてきたときや、関心や賞賛を求めてきたときには、応答性のレベルを上げ、本人を安心感で守ったり、関心や喜びを共有する。そうした中で、本人の安心感や自信、人への信頼感といったものが高められる。

不安定な愛着から、愛着関連障害を起こして、生活に支障が生じているような場合はどうであろうか。その困難の程度や弱り具合に応じて、応答性を高めることが必要だ。十分な安心感を取り戻すためには、高い応答性を何年も、ときには、十年以上にわたって維持するという涙ぐましい努力が必要になってくる。

乳児期であれば、一年で済んだ関わりが、大人になってしまうと、その不足を補うために、数倍以上の期間が必要になる。

その間、ほどよさを持って、献身的に関わることが必要なのだが、本人の主体性を侵害しないように、求めてもいないことはしないということが大事だし、回復とともに、本人が本来すべきことまでやってしまわないように注意が必要だ。

ただ献身的に関わるというだけでは、それくらい時間がかかってしまうのだが、その期間を大幅に短縮できる場合もある。逆に、何年も支え続けているのに、ちっとも改善しないという場合もある。そこで鍵を握るのが、安全基地になるためのもう一つの条件であるとともに、より高いハードルでもある共感性である。

安全基地の質を左右する共感性

応答性をさらに進化させたものが共感性である。共感性は、相手の立場で気持ちや意図を感じ取る能力である。この共感性が高いか乏しいかが、最終的に安全基地になれるか否かを左右することになる。

応答性は低めのハードルであり、共感性はより高いハードルだといえる。

親としては一生懸命育ててきたつもりなのに、わが子が自傷や自殺企図に苦しんでいたり、過食や依存に陥り、生活に支障が生じているという場合、しばしば共通する課題として浮かび上がるのは、共感性の問題である。

一見すると熱心で「良い親」とみられている人にも、こうしたことが起きる。

その最大の原因は、子どもが何を感じ、何を求め、何を嫌がっているのか、という本人の視点ではなく、将来のために、あるいは本人のために、あるいは、世間体のために、これをすることが必要であり、正しいことであるという親が抱いた基準や期待に添って、本人を動かそうとしているということである。

そこでは、本人の気持ちよりも、親側の思いが優先されている。そして、親は子どもよりも、賢明な方法や正しいことを知っているのだから、それを子どもに求めるのは当然だと思っている。

ここで欠如しているのが、共感性なのである。子どものために有利だと思って、いつのまにか自分の判断を押しつけてしまう親に共通するのは、共感性がとても弱いということである。子どもはそれに内心反発し、心がつぶれそうになっているのに、わが子の心の声に気づかない。子どもも自分と同じことを望んでいると、勘違いしていることも珍しくない。子どもの気持ちを自分の気持ちと区別できないのである。

共感性が乏しい関わりしかできないと、いくら関わっているつもりでも、害にしかならない場合も多い。量的に少ない関わりしかできなくても、共感性の点で優れた関わりができれば、量の不足を質で、ある程度補える場合もある。

回復を図っていこうという場合、安全基地になろうとして、急に関わりを増やしたところで、共感性の乏しい対応をしたのでは、余計に相手を苛立たせてしまうだけである。流れを変えるには、共感性を高め、質の高い安全基地を提供できるようになることが必要になる。

共感性の二つの側面

共感性には、二つの側面があるとされる。

一つは気持ちを共有し、同調するもので、情緒的共感性と呼ばれる。それに対して、もう一つは、相手の気持ちや意図を正確に理解する能力で、認知的共感性と呼ばれる。

安定した愛着のためには、どちらも重要なのだが、愛着障害の克服において、より重要と考えられるのが、認知的共感で、前にも紹介したが、メンタライゼーションとも呼ばれたりする。メンタライゼーションは、第4章で解説した通り（P94）、相手の視点で相手の気持ちや意図を理解する能力である。

近年、このメンタライゼーションを高めることが、愛着の安定化の一つの重要な鍵を握ることがわかってきた。

愛着を改善するための専門的なプログラムでは、このメンタライゼーションを高めるトレーニングが重要な柱として取り入れられている。

不安定な愛着の人では、このメンタライゼーションが弱いため、相手からの言葉を、相手の意図とは違った意味に受け取ることで、自分が傷ついてしまいやすいだけでなく、相手の気持ちを不用意に逆なでしてしまったり、また、過剰反応してしまうことで、相手を傷つけたりすることが起きやすい。

つまりは、自分も傷つき、相手も傷つけてしまいやすいのだが、当人には、周りが不当な仕打ちをしているとしか思えない。もちろん、事実として、不当な仕打ちを受けた部分があるのだが、事実以上の部分も悪意に解釈し、傷が広がっていくことで悪循環を生じている。

この悪循環を止め、逆転させるのが、メンタライゼーションを高める訓練なのである。メンタライゼーションが高まると、不当な仕打ちを受けたという事実自体は変えられなくても、相手の事情を考えたり、客観的な視点で理解することができるようになる。過去に受けたトラウマについても、克服を助けてくれる。親の側もまた、かつて自分が同じ子どもであったことを理解したとき、見え方が少し変わってくることが多いが、そこで必要になるのも、メンタライゼーションだ。

実際、不遇な境遇で育った人でも、安定した愛着を持つことができる人がいるが、そうした人では、メンタライゼーションの能力が優れていることが多いのである。

支える側にも、本人にも有効な克服法

愛着障害を克服する方法は大きく二つに分かれる。

一つは、本人の安全基地となるべき存在をサポートし、トレーニングして、安全基地としての機能を取り戻していくという方法で、愛着アプローチと呼ばれる。

愛着アプローチは、特に子どもを支える親の支援においては、強力なアプローチとなる。愛着アプローチでは、親のメンタライゼーションや支えるスキルを高めることで、安全基地となれるようにサポートを行なう。

子どもとの愛着がもともと形成されていなかったり、虐待や離別によって、愛着が深刻な

ダメージを負っている親子では、修復的愛着療法が有効である。

この方法では、心理的に抱っこ（ホールディング）した状態を根気強く維持する中で、安心感を取り戻しながら、安定した愛着を育み直していく。愛着の傷が克服されるにつれて愛着が再活性化され、新たな絆が結ばれる。

このプロセスは、対象は異なるが、非行少年の立ち直りにおける援助と非常に共通するし（＊76）、不安定な愛着を持つケースを支えていく場合、普遍的に当てはまる回復の原理だと言える。

一方、十代後半以降の青年、成人が、自ら不安定な愛着の課題を克服するために開発されたのが、両価型（不安型）愛着改善プログラム、回避型、恐れ・回避型のための各プログラムである。このプログラムでは、メンタライゼーションを高めるトレーニングによって、不安定な愛着と結びついた二分法的認知など、自分を苦しめる反応パターンや行動パターンを生きやすいものに変えていく（＊77）。

共感性をトレーニングすることにより、愛着障害の克服は大幅にスピードアップすることが可能になる。

こうした試みは、かつて宗教的な修行において行なわれていたことを、治療的なシチュエーションに置き換えたものだといえる。正体さえわからなかった愛着障害も、今、対処する方法が見えてきているのである。

愛着とは結局、世話をする仕組み

愛着の安定に、ペットを飼うことが良いと聞いたＪさんは、あまり動物は好きではなかったが、娘のＣ子さんのため、犬を飼うことを承諾した。娘が自傷をしたり、記憶を失って暴れたりするようになり、すっかり手を焼いていたが、もし犬を飼うことで、娘の状態が良くなるのなら、多大な出費をする価値があると思ったのだ。

それに、Ｊさんには、娘にすまないことをしたという罪悪感もあった。Ｃ子さんのことが、あまり可愛く思えず、甘えてくる幼いＣ子さんの手を、つい払いのけたりしたこともあったのだ。

娘を愛せなかったことで、いま娘が苦しんでいるのなら、罪滅ぼしに、娘がほしいという犬を飼ってやりたい気持ちもあったし、それで娘の状態が良くなるのなら、一石二鳥にも思えたのだ。十万円以上の費用がかかることは痛かったが、それだけの価値があると思った。

娘の喜ぶ顔を見ながら、Ｊさんは、久しぶりに明るい気分になった。こんなふうに喜ぶ娘の顔を見るのは久しぶりだったのだ。娘は、献身的に子犬の世話をするようになった。すぐに飽きて、自分に世話を押しつけられるのではないか、そんなことになったら最悪だと思っていたが、幸い、娘の犬への思いは熱いままだった。

そして、娘の状態はみるみる落ち着いていった。自傷も暴れることもなくなった。そして何よりも、暗かった表情に明るさが戻った。

そのことは良かったと思うのだが、同時に、犬を世話している娘の姿を見ていると、自分が娘を産んで育てていた頃のことを思い出して、イライラしてくるのだった。犬が、あたりのものをかき回したり、キャンキャン鳴いたり、糞尿で部屋を汚したり、抜けた毛を巻き散らかしたりするたびに、汚れたおむつを替えている間、赤ん坊がギャーギャー泣いたり、手足をばたつかせていたときのことが蘇ってきて、ぞっとするのだった。口に入れて唾液で汚れた手で、何でも触って、放り散らかしてくれたことや、ミルクをはき出して、服を汚されたことを思い出し、身の毛がよだつのだ。

周囲の人が「可愛い」と言ってくれても、Ｊさん自身は、ちっとも可愛いとは思えず、口先だけのお世辞としか思えなかった。産んだ母親がちっとも可愛く思えないのに、他人が可愛いと思うはずがないというのが本音だった。

子どもも子育ても嫌いで、なぜ自分が、こんなに不潔で、うるさくて、手に負えないものの世話をしなければならないのか、腹が立ってくるのだった。

それでも、子どもなら、いずれ成長して言葉も通じるようになり、不潔なこともしなくなる。だが、犬となると、この状態がずっと続くのか。そう思うと、犬を飼い始めたことを後悔してしまう。病気にでもかかって、早く死んでくれないかと、思ってしまう。

愛着の仕組みが弱い人にとって、小さな生き物であれ、赤ん坊であれ、世話をすることに関心も喜びも感じられない。Jさんは、愛着の仕組みがとても希薄な、回避型の女性だといえる。独身の頃、そういう傾向を持っていたとしても、妊娠、出産、授乳という関わりの中で、オキシトシンのシャワーを繰り返し浴び、母性的な感情が強まっていくのが通常だ。しかし、Jさんの場合は、オキシトシン受容体が少ないか、働きが悪い体質のためか、オキシトシンがいくら分泌されても、愛着のスイッチが入らなかったようだ。

Jさんに比べれば、娘のC子さんは、愛着の仕組みそのものには、問題が少ないといえるだろう。回避型というよりも、愛情を過剰に求める不安型で、その意味で、愛着の仕組みは備わっているものの、それが満たされないことで、過剰に求めようとする反応が起きやすくなっているといえる。子犬の世話をすることによって、愛着への欲求が満たされ、大幅に安定感が高まったに違いない。

愛着が希薄な母親に育てられたにもかかわらず、愛着の仕組み自体がすっかり欠落せずにすんだのは、母親が義務感からとはいえ、関わりや世話を施してくれたからだろう。苦痛でたまらなかったが、母親は子育て本の通りに、C子さんの世話をする努力は怠らなかったのだ。むしろ、人一倍完璧にこなしたといってもいいだろう。

Jさんは、娘のことを可愛いとは思えなかったが、同時に、自分が母親として、人より劣っているということにも耐えられなかった。可愛くなくても、やるべきことは完璧にやろうとしたのだ。

愛着は世話をする仕組みだともいえるだろう。世話を介して、世話をする者にも、される者にも、安心と信頼の絆が育まれる。

しかし、その仕組みがうまく機能しない人では、世話をすることに喜びが乏しく、ただの義務や苦痛としか感じられない。喜びの仕組みが弱いため、育てたり世話をしたりすることは、自分の自由を制限され、苦痛なことを強いられる苦役にしか思えない。愛着の仕組みが豊かな人にとっては、想像ができない現実なのである。

食事をしても、痛みと吐き気しか感じられないとしたら、食べることは喜びどころか、恐怖になるだろう。セックスにしても、同じだ。激痛と不快感しかなければ、それは拷問だ。

子育ても同じだといえる。喜びと感じられる愛着の仕組みが薄いと、子育ては苦痛ばかりが多い、ただの義務になってしまうのだ。世話をすることは、単なる犠牲でしかなくなる。そんな人にとっては、愛着が安定した人では、世話をすることが喜びの源泉になるということなど、少しも理解できないだろう。

ここから、二つのまったく異なる価値体系が生まれることになる。愛着を豊かに持つ存在が、生存の土台としている価値体系と、愛着を希薄にしか持たない存在が、拠って生きる価値体系は、まったく別物なのである。

世話をしなくなった社会

ほんの数十年前まで、ほとんど全員の人が結婚していた社会があった。貧富や器量や能力に関係なく、それぞれが自分のパートナーを見つけ出し、家庭を持つことができた。

収入が低い人ほど、結婚率が低いことを根拠に、経済的な要因が結婚を困難にしているという議論がよくなされる。だが、かつての日本は、明らかに今日よりも貧しかったし、インドのような途上国は、現在の日本よりはるかに貧しいが、結婚率は非常に高い。経済的要因だけでは説明が難しい。経済的要因を埋め合わせるくらい大きな別の要因がそこには働いていたと考えられる。それが、愛着だ。

愛着の弱体化が、なぜ結婚率に影響するのかといえば、伴侶を求める人が多かったというだけではない。誰もが伴侶に出会えるように、世話をする人が多かったということでもある。実際、一昔前の日本で考えても、結婚相手を自分で探す人の方が少数派だった。多くの人は、周りの世話によって、伴侶を見つけてもらい、結婚していたのである。それが、嫁や婿を「世話をする」ということであった。

そして、まさに愛着とは、世話をする仕組みなのである。世話をする仕組みが弱体化するということは、わが子の面倒をみたがらない人が増えたというだけでなく、他人の世話を焼く人がいなくなったということでもある。

妻は夫の世話をすることを面倒がるようになり、子は親の世話などしたくないと思うようになった。後輩の面倒をみる先輩は珍しくなり、自分の世話は自分でしろという考え方が一般化した。男も女の面倒をみないし、女も男の面倒をみない。みんな自分をみることを優先し、それで手一杯だ。人の世話などしていられない。

親にろくに世話をしてもらわずに育った子どもは、親にもあまり愛着を感じないので、年とった親の世話をしようとは思わない。親どころか、子どもの世話をすることも負担に感じ、他人に肩代わりしてもらうことが普通になっている。世話のアウトソーシングが進行し、自分の手を汚さずに済ませようとする。

しかし、世話の省力化が進めば進むほど、愛着は希薄で薄っぺらなものになる。

全体としてみた場合、社会は回避型に向かっていく。人付き合いに対して、喜びよりも苦痛を感じやすい人が増えていく。その流れが、不可逆的な段階に達しているかどうかはともかく、ますます強まっていくと考えた方がよいだろう。

その一方で、愛着への欲求を満たされず、飢餓感を抱えて暮らす人も増えていくに違いない。孤独、寂しさ、空虚感が、人々の心に広がっていくだろう。

それは、われわれを不幸にするだけでなく、心身の健康を脅かす。

何も対処しなければ、われわれは社会全体が陥っている愛着の崩壊過程に呑み込まれてしまう。自分の身を守るためには、不安定な愛着への防御と愛着を維持するための対処が必要なのだ。それが、有意義な人生を過ごすことにも、健康維持にも直結するからだ。

死に至る社会

愛着の希薄化が進行すると、人は誰の世話もせず、誰の世話にもならず、自分のためだけに生きるようになる。しかし、それでは愛着システムは正常に働かず、生きる喜びも意味も得られない。

医学の技術によって、長い寿命や若さを手に入れることはできても、生きるための本当の喜びも意味も持てない。若々しい外見と欲望を持ちはするが、温もりのある喜びや共感を失った、蝋人形のような存在になっていく。

社会は、世話という関わりを介した絆ではなく、合理的に管理された実験動物の集団に過ぎなくなっていく。それは生命を維持されてはいるが、温もりのある心を失った、死んだ社会である。そして、われわれは今、死に至る社会へと、崩落が進行する状況に抵抗しながら、かろうじて生きながらえている。

その崩落がさらに進むと、いかなる社会が待っているのか。

現実の可能性として、そのことにも備えなければならないだろう。

だが、願わくば、死に至る社会ではなく、温もりのある社会で生まれ育ち、次世代を育み、愛した者に見守られながら死んでいきたいものだ。それは、もはや望みすぎる贅沢なのか。

いや、そうは思わない。

死に至る社会への崩落を防ぎ止め、生きる意味のある社会であり続けるために必要なことは、世話をすることに喜びを見出せる仕組みを維持するということだ。

そのためには、愛する者、助けを必要としている存在の世話を、大切にするということである。

世話をすることによって愛着は育まれ、それは喜びになり、生きる意味になる。

それが唯一この世界を、意味の喪失から防ぐ方法に思える。

おわりに

現代の奇病とでもいうべき数々の病魔、自分を傷つけ自殺企図を繰り返す境界性パーソナリティ障害、過食と嘔吐を繰り返したり、死ぬほどやせてしまう摂食障害、薬物やアルコール、買い物やギャンブル、ゲーム、セックスなどへの依存症、意識や記憶が飛んだり、自分や身近な人にも違和感を覚えてしまう解離性障害、慢性のうつが続く気分変調症、急増する発達障害、不注意や衝動性により失敗ばかり繰り返す大人のＡＤＨＤ……。

現代社会で異様に増加し続けるこれらの状態には、愛着障害が関わっていることが明らかとなってきている。

さらに、近年では、原因不明とされてきた線維筋痛症や慢性疲労症候群、慢性疼痛症候群、過敏性腸症候群、片頭痛などの身体疾患でも、愛着障害との関係が注目されている。虐待やＤＶ、離婚や非婚といった問題にも愛着障害は大きく関与している。

実際、臨床の現場にいると、愛着障害を抱えている人が、うまくいかない親子関係に悩むだけでなく、さまざまな心身の不調に苦しみ、うまく社会に適応できず、対人関係でもつまずきを繰り返し、パートナーとの関係や子育てでもつまずいているということが、あまりにも多いのだ。

親に愛されないことで死んでしまうというのは、心理的な問題というよりも、生理学的なレベルの問題により、死んでしまうということだ。

愛着の仕組みは、ストレスや不安から命を守る仕組みであるため、愛着が不安定であるということは、ストレスや不安から生存を守るための仕組み（その実体はオキシトシン・システムだが）がうまく機能しないということだ。そのため、ストレスや不安を受けやすく、身体的、精神的な破綻のリスクが高まり、死の危険にもさらされやすいということだ。それが「死に至る病」ということの意味である。単に心理的に人生をはかなんで死んでしまうということではないのだ。

愛着障害を抱えている人にとって、人生は苦痛ばかりが多く喜びの少ない、あまりにも過酷な試練の場なのだ。心理的に死を選んでいるように見える状況も、実は、そうした不利な境遇が幾重にも折り重なる結果なのだ。むしろ本当に、よく生きてきたとさえいえるのだ。

そして、驚くべきことは、こうした不安定な愛着を抱え、死に至る病を内包しながら生きている人が急増し、何割にも達しようとしているということだ。医学的に命を長らえたとしても、それは抜け殻の生であり、精神的には死んでいるという状態の人が増えているともいえる。抜け殻の生を保たせるために、時間と我を忘れるための、さまざまな延命装置が機能し、産業として繁栄しているともいえるのだ。

生きづらさの根源にある問題に、少しずつ人々は気づき始めている。愛着障害に多くの人が関心を寄せるのも、そうした状況の変化を映し出している。

愛着障害が単なる心理的な問題ではなく、生存を支える仕組みそのものの危機であるということ、さらには、生きる意味を失うという根源的な破綻でもあるということ、その三重の死が、「死に至る病」の真の意味であるということを理解して頂ければと思う。だが、それは克服可能なのである。

末筆ながら、根気強く原稿を待ち続け、惜しみないサポートを頂いた光文社新書編集部の草薙麻友子氏に、感謝の意を記したい。

令和元年盛夏

岡田尊司

Sep;50(9):1018-30.
（＊69）Conradi et al., "Adult attachment predicts the seven-year course of recurrent depression in primary care." J Affect Disord. 2018 Jan 1;225:160-6.
（＊70）Riglin et al., "Association of Genetic Risk Variants With Attention-Deficit/Hyperactivity Disorder Trajectories in the General Population." JAMA Psychiatry. 2016 Dec 1;73(12):1285-92.
（＊71）Molina et al., "The MTA at 8 years: prospective follow-up of children treated for combined-type ADHD in a multisite study." J Am Acad Child Adolesc Psychiatry. 2009 May;48(5):484-500.
（＊72）Peng et al., "Familial influences on the full range of variability in attention and activity levels during adolescence: A longitudinal twin study." Dev Psychopathol. 2016 May;28(2):517-26.
（＊73）Morrow et al., "Influence of relative age on diagnosis and treatment of attention-deficit/hyperactivity disorder in children." CMAJ. 2012 Apr 17; 184(7):755-62.
（＊74）Zoëga et al., "Age, academic performance, and stimulant prescribing for ADHD: a nationwide cohort study." Pediatrics. 2012 Dec;130(6):1012-8.
（＊75）Molina et al., "The MTA at 8 years: prospective follow-up of children treated for combined-type ADHD in a multisite study." J Am Acad Child Adolesc Psychiatry. 2009 May;48(5):484-500.
（＊76）岡田尊司『悲しみの子どもたち――罪と病を背負って』集英社新書、2005 年。
（＊77）岡田尊司『愛着アプローチ――医学モデルを超える新しい回復法』角川選書、2018 年。

Psychiatry. 2016 Jul 1;73(7):705-12.
(＊57) Agnew-Blais et al., "Evaluation of the Persistence, Remission, and Emergence of Attention-Deficit/Hyperactivity Disorder in Young Adulthood." JAMA Psychiatry. 2016 Jul 1;73(7):713-20.
(＊58) Rutter et al., "Quasi-autistic patterns following severe early global privation. English and Romanian Adoptees (ERA) Study Team." J Child Psychol Psychiatry. 1999 May;40(4):537-49.
(＊59) Rutter et al., "Early adolescent outcomes of institutionally deprived and non-deprived adoptees. III. Quasi-autism." Child Psychol Psychiatry. 2007 Dec;48(12):1200-7.
(＊60) Kennedy et al., "Early severe institutional deprivation is associated with a persistent variant of adult attention - deficit/hyperactivity disorder: clinical presentation, developmental continuities and life circumstances in the English and Romanian Adoptees study." J Child Psychol Psychiatry. 2016 Oct;57(10): 1113-25.
(＊61) Pinto et al., "ADHD and infant disorganized attachment: a prospective study of children next-born after stillbirth." J Atten Disord. 2006 Aug;10(1):83-91.
(＊62) Salari et al., "Neuropsychological Functioning and Attachment Representations in Early School Age as Predictors of ADHD Symptoms in Late Adolescence." Child Psychiatry Hum Dev. 2017 Jun;48(3):370-84.
(＊63) Lind et al., "Enhancing executive functioning among toddlers in foster care with an attachment-based intervention." Dev Psychopathol. 2017 May;29(2):575-86.
(＊64) Kok et al., "Attachment insecurity predicts child active resistance to parental requests in a compliance task." Child Care Health Dev. 2013 Mar;39(2):277-87.
(＊65) Nichols et al., "Scripted attachment representations and adaptive functioning during early childhood." Attach Hum Dev. 2019 Jun;21(3):289-306.
(＊66) Mustelin et al., "Long-term outcome in anorexia nervosa in the community." Int J Eat Disord. 2015 Nov;48(7):851-9.
(＊67) Eddy et al., "Recovery From Anorexia Nervosa and Bulimia Nervosa at 22-Year Follow-Up." J Clin Psychiatry. 2017 Feb;78(2):184-9.
(＊68) Fichter et al., "Long-term outcome of anorexia nervosa: Results from a large clinical longitudinal study." Int J Eat Disord. 2017

interpersonal model in chronic disease management." Chronic Illn. 2017 Mar;13(1):14-27.
(＊43) V. E. フランクル『夜と霧——ドイツ強制収容所の体験記録』霜山徳爾訳、みすず書房、1971 年。
(＊44) 江藤淳『漱石とその時代　第 1 部～第 5 部』新潮選書、1970 ～ 1999 年。(※以下、漱石に関する記載は、同書による)
(＊45) Fuchs, R., "Abandoned children: foundlings and child welfare in nineteenth-century France." Albany: SUNY Press; 1984.
(＊46) Kempe et al., "The battered-child syndrome." JAMA. 1962 Jul 7;181:17-24.
(＊47) 岩井八郎「ジェンダーとライフコース：1950 年代アメリカ家族の特殊性を中心に」『教育・社会・文化：研究紀要』(Socio-Cultural Studies of Education〔1997〕, 4: 1-16.)
(＊48) Belsky, J., "Nonmaternal care in the first year of life and the security of infant-parent attachment." Rovine MJ.Child Dev. 1988 Feb;59(1):157-67.
(＊49) https://www.statista.com/statistics/245478/self-described-religious-identification-of-americans/
(＊50) キェルケゴール『死に至る病』斎藤信治訳、岩波文庫、1957 年。
(＊51) 工藤綏夫『キルケゴール (Century Books——人と思想)』清水書院、2014 年。
(＊52) Schrantee et al., "Age-Dependent Effects of Methylphenidate on the Human Dopaminergic System in Young vs Adult Patients With Attention-Deficit/Hyperactivity Disorder: A Randomized Clinical Trial." JAMA Psychiatry. 2016 Sep 1;73(9):955-62.
(＊53) Molina et al., "The MTA at 8 years: prospective follow-up of children treated for combined-type ADHD in a multisite study." J Am Acad Child Adolesc Psychiatry. 2009 May;48(5):484-500.
(＊54) van Lieshout et al., "A 6-year follow-up of a large European cohort of children with attention-deficit/hyperactivity disorder-combined subtype: outcomes in late adolescence and young adulthood." Eur Child Adolesc Psychiatry. 2016 Sep;25(9):1007-17.
(＊55) Moffitt et al., "Is Adult ADHD a Childhood-Onset Neurodevelopmental Disorder? Evidence From a Four-Decade Longitudinal Cohort Study." Am J Psychiatry. 2015 Oct;172(10):967-77.
(＊56) Caye et al., "Attention-Deficit/Hyperactivity Disorder Trajectories From Childhood to Young Adulthood: Evidence From a Birth Cohort Supporting a Late-Onset Syndrome."JAMA

quality in infancy, C-reactive protein in early childhood, and BMI in middle childhood: preliminary evidence from a CPS-referred sample." Attach Hum Dev. 2019 Feb;21(1):5-22.
(＊30) Li et al., "Approaches Mediating Oxytocin Regulation of the Immune System." Front Immunol. 2017 Jan 10;7:693.
(＊31) Davies et al., "Insecure attachment style is associated with chronic widespread pain." Pain. 2009 Jun;143(3):200-5.
(＊32) Andersen et al., "Attachment insecurity as a vulnerability factor in the development of chronic whiplash associated disorder - A prospective cohort study." J Psychosom Res. 2019 Mar;118:56-62.
(＊33) Fairbairn et al., "A Meta-Analysis of Longitudinal Associations between Substance Use and Interpersonal Attachment Security." Psychol Bull. 2018 May; 144(5): 532–55.
(＊34) 八木敏雄『エドガー・アラン・ポー』アメリカ文学作家論選書、冬樹社、1976年。(※以下、ポーに関する記載は、同書による)
(＊35) Rückert-Eheberg et al., "Association of adult attachment and suicidal ideation in primary care patients with multiple chronic conditions." J Affect Disord. 2019 Mar 1;246:121-5.
(＊36) Fergusson et al. "Risk factors and life processes associated with the onset of suicidal behaviour during adolescence and early adulthood." Psychol Med. 2000 Jan;30(1):23-39.
(＊37) Armsden & Greenberg, "The inventory of parent and peer attachment: Individual differences and their relationship to psychological well-being in adolescence." J Youth Adolesc. 1987 Oct;16(5):427-54.
(＊38) Adam et al., "Attachment organization and history of suicidal behavior in clinical adolescents." J Consult Clin Psychol. 1996 Apr;64(2):264-72.
(＊39) Grunebaum et al., "Attachment and social adjustment: relationships to suicide attempt and major depressive episode in a prospective study." J Affect Disord. 2010 Jun;123(1-3):123-30.
(＊40) Palitsky et al., "The association between adult attachment style, mental disorders, and suicidality: findings from a population-based study." Nerv Ment Dis. 2013 Jul;201(7):579-86.
(＊41) Smith et al., "The relationships of attachment style and social maladjustment to death ideation in depressed women with a history of childhood sexual abuse." J Clin Psychol. 2012 Jan;68(1):78-87.
(＊42) Jimenez, X. F., "Attachment in medical care: A review of the

【参考文献】

（＊15）Puetz et al., “Altered brain network integrity after childhood maltreatment: A structural connectomic DTI-study.” Hum Brain Mapp. 2017 Feb;38(2):855-68.
（＊16）Keyes et al., “The mental health of U.S. adolescents adopted in infancy.” Arch Pediatr Adolesc Med. 2008 May;162(5):419-25.
（＊17）丹羽淑子『母と乳幼児のダイアローグ――ルネ・スピッツと乳幼児心理臨床の展開』山王出版、1993年。（※以下、スピッツに関する記述は、同書による）
（＊18）デボラ・ブラム『愛を科学で測った男――異端の心理学者ハリー・ハーロウとサル実験の真実』藤澤隆史他訳、白揚社、2014年。（※以下、ハーロウに関する記述は、同書による）
（＊19）シャスティン・ウヴネース・モベリ『オキシトシン――私たちのからだがつくる安らぎの物質』瀬尾智子、谷垣暁美訳、晶文社、2008年。
（＊20）デイビッド・J・ウォーリン『愛着と精神療法』津島豊美訳、星和書店、2011年。
（＊21）キェルケゴール『死に至る病』斎藤信治訳、岩波文庫、1957年。
（＊22）Delker et al., “Out of harm’s way: Secure versus insecure-disorganized attachment predicts less adolescent risk taking related to childhood poverty.” Dev Psychopathol. 2018 Feb;30(1):283-96.
（＊23）Maloney & Beilock, “Math anxiety: who has it, why it develops, and how to guard against it.” Trends Cogn Sci. 2012 Aug;16(8):404-6.
（＊24）Krause et al.,“ Child Maltreatment Is Associated with a Reduction of the Oxytocin Receptor in Peripheral Blood Mononuclear Cells.” Front Psychol. 2018 Feb 27; 9: 173.
（＊25）Feldman et al., “The cross-generation transmission of oxytocin in humans.” Horm Behav. 2010 Sep;58(4):669-76.
（＊26）Strathearn et al., “Adult attachment predicts maternal brain and oxytocin response to infant cues.” Neuropsychopharmacology. 2009 Dec;34(13):2655-66.
（＊27）Boeck et al., “Inflammation in adult women with a history of child maltreatment: the involvement of mitochondrial alterations and oxidative stress.” Mitochondrion. 2016 Sep; 30, 197–207.
（＊28）Bernard et al., “Secure attachment predicts lower body mass index in young children with histories of child protective services involvement.” Pediatr Obes. 2019 Jan 18:e12510.
（＊29）Bernard et al., “Longitudinal associations between attachment

【参考文献】

（＊1） J. G. ガンダーソン『境界パーソナリティ障害——その臨床病理と治療』松本雅彦訳、岩崎学術出版社、1988年。
（＊2） GULL, Sir W., Lancet 1868 (ii), 171.
（＊3） Russell, G., "Bulimia nervosa: an ominous variant of anorexia nervosa." Psychol Med. 1979 Aug;9(3):429-48.
（＊4） Schumacher, H. C., "The Depression and Its Effect on the Mental Health of the Child." Am J Public Health Nations Health. 1934 Apr;24(4):367-71.
（＊5） Levinson, G., "Manic states in affective disorders of childhood and adolescence." Br Med J. 1979 Mar 10;1(6164):684-5.
（＊6） Biederman et al., "Pediatric mania: a developmental subtype of bipolar disorder?" Acta Neuropsychiatr. 2000 Sep;12(3):131.
（＊7） Moreno et al., "National trends in the outpatient diagnosis and treatment of bipolar disorder in youth." Arch Gen Psychiatry. 2007 Sep;64(9):1032-9.
（＊8） Kessler et al. "National comorbidity survey replication adolescent supplement (NCS-A): III. Concordance of DSM-IV/CIDI diagnoses with clinical reassessments." J Am Acad Child Adolesc Psychiatry. 2009 Apr; 48(4):386-99.
（＊9） マシュー・スミス『ハイパーアクティブ：ADHDの歴史はどう動いたか』石坂好樹、花島綾子、村上晶郎訳、星和書店、2017年。
（＊10） Zuvekas & Vitiello, "Stimulant Medication Use in Children: A 12-Year Perspective." American Journal of Psychiatry 2012 Feb;169(2):160-6.
（＊11） https://www.cdc.gov/ncbddd/adhd/data.html
（＊12） Lyons-Ruth et al., "Borderline symptoms and suicidality/self-injury in late adolescence: prospectively observed relationship correlates in infancy and childhood." Psychiatry Res. 2013 Apr 30;206(2-3):273-81.
（＊13） Dakanalis et al., "Narcissistic Vulnerability and Grandiosity as Mediators Between Insecure Attachment and Future Eating Disordered Behaviors: A Prospective Analysis of Over 2,000 Freshmen." J Clin Psychol. 2016 Mar;72(3):279-92.
（＊14） González et al., "Evidence of concurrent and prospective associations between early maltreatment and ADHD through childhood and adolescence." Soc Psychiatry Psychiatr Epidemiol. 2019 Jun;54(6):671-82.

岡田尊司（おかだたかし）

1960年香川県生まれ。精神科医、作家。東京大学文学部哲学科中退、京都大学医学部卒、同大学院にて研究に従事するとともに、京都医療少年院、京都府立洛南病院などで困難な課題を抱えた若者に向かい合う。現在、岡田クリニック院長（枚方市）。日本心理教育センター顧問。著書に『愛着障害』『回避性愛着障害』『愛着障害の克服』（以上、光文社新書）、『愛着アプローチ』（角川選書）、『社交不安障害』『発達障害と呼ばないで』（以上、幻冬舎新書）、『母という病』『父という病』（以上、ポプラ新書）、『マインド・コントロール』（文春新書）など多数。小笠原慧のペンネームで小説家としても活動し、『DZ』『風の音が聞こえませんか』（以上、角川文庫）、『あなたの人生、逆転させます』（新潮社）などの作品がある。

死《し》に至《いた》る病《やまい》 あなたを蝕《むしば》む愛着障害《あいちゃくしょうがい》の脅威《きょうい》

2019年9月30日初版1刷発行
2025年4月10日　　5刷発行

著　者 —— 岡田尊司
発行者 —— 三宅貴久
装　幀 —— アラン・チャン
印刷所 —— 萩原印刷
製本所 —— ナショナル製本
発行所 —— 株式会社 光文社
東京都文京区音羽1-16-6（〒112-8011）
https://www.kobunsha.com/
電　話 —— 編集部03(5395)8289 書籍販売部03(5395)8116
制作部03(5395)8125
メール —— sinsyo@kobunsha.com

 ISBN 978-4-334-04436-7

1023
掘り起こせ！ 中小企業の「稼ぐ力」
地域再生は「儲かる会社」作りから
小出宗昭

年間相談数４千超の富士市の企業支援拠点・エフビズ。そのモデルは今や全国に広がる普遍的方策だ。真の「強み」を見つけ、儲けに変えるノウハウを直伝。藻谷浩介氏との対談つき。

978-4-334-04423-7

1024
「マニュアル」をナメるな！
職場のミスの本当の原因
中田亨

ミスが多発する現場には、「駄目なマニュアル」があった！長年、人間のミスの研究を続ける著者が、マニュアル作りに悩む人のために、すぐに使える具体的なテクニックを紹介。

978-4-334-04431-2

1025
江戸の終活
遺言からみる庶民の日本史
夏目琢史

天下泰平の世に形成された「家」は肉親の死を身近にし、最期を悟った者は自らの教訓を込めて遺書を記した。近世人の言葉から当時の生き方と社会を読み取り、歴史学を体感する。

978-4-334-04433-6

1026
ビタミンDとケトン食 最強のがん治療
古川健司

末期がん患者さんの病態コントロール率83％の「免疫栄養ケトン食」。そこにビタミンDの補給が加わることで、予想を超える効果が。学会も認めた臨床研究の結果を初公開！

978-4-334-04435-0

1027
死に至る病
あなたを蝕む愛着障害の脅威
岡田尊司

豊かになったはずの社会で、生きづらさを抱え、心も身体も苦しく、死にたいとさえ思う人が増え続ける理由は？ 我々が直面する「生存を支える仕組みそのものの危機」を訴える。

978-4-334-04436-7